Impact Therapy

冲击疗法

咨询的勇气

The Courage to Counsel

［美］埃德·雅各布斯 *Ed Jacobs*

克里斯蒂娜·J.席默尔 *Christine J. Schimmel*◎著

胡志峰　王　挺　孙国华◎译

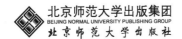

北京师范大学出版集团
BEIJING NORMAL UNIVERSITY PUBLISHING GROUP

北京师范大学出版社

本书中文翻译版授权由北京师范大学出版社（集团）有限公司独家出版并在全球销售。未经出版者书面许可，不得以任何方式复制或发行本书的任何部分。

北京市版权局著作权合同登记图字：01-2017-0326

图书在版编目(CIP)数据

　冲击疗法：咨询的勇气/（美）埃德·雅各布斯，（美）克里斯蒂娜·J. 席默尔著；胡志峰 等译. —北京：北京师范大学出版社，2021.6

　ISBN 978-7-303-25674-7

　Ⅰ. ①冲… Ⅱ. ①埃… ②克… ③胡… Ⅲ. ①精神疗法—教材　Ⅳ. ①R749.055

中国版本图书馆 CIP 数据核字（2020）第 023342 号

营　销　中　心　电　话　010-58807651
北师大出版社高等教育分社微信公众号　新外大街拾玖号

CHONGJI LIAOFA：ZIXUN DE YONGQI
出版发行：北京师范大学出版社　www.bnupg.com
　　　　　北京市西城区新街口外大街 12-3 号
　　　　　邮政编码：100088
印　　刷：北京京师印务有限公司
经　　销：全国新华书店
开　　本：787 mm×1092 mm　1/16
印　　张：17.25
字　　数：288 千字
版　　次：2021 年 6 月第 1 版
印　　次：2021 年 6 月第 1 次印刷
定　　价：85.00 元

策划编辑：何　琳　　　　责任编辑：沈英伦
美术编辑：李向昕　　　　装帧设计：尚世视觉
责任校对：陈　民　　　　责任印制：马　洁

推 荐 序

冲击疗法(Impact Therapy)本质上可以说是一种令人印象深刻、醍醐灌顶的沟通方式,会增加人与人之间沟通的力量,适用于多种人与人沟通的场合。比如,教师对学生,咨询师对来访者,家长对孩子,等等。

冲击疗法在国内的传播和推广,始于北京致道中和医学研究院在 2015 年 1 月正式引进的一些国外专家的培训项目。当初我观察到一些现象,很多的临床心理学家和培训者具有良好的理论基础,但是授课方式较为平淡、不具有吸引力、让人昏昏欲睡。有的人只注重呈现用 PPT 堆砌的理论,课程的互动性、体验性都欠佳,学员对于理论往往难以消化。于是我心生念头,想开设一门专门培养心理治疗培训师的课程。

埃里克森临床催眠采取的恰恰是合作式沟通策略,我就和国际催眠学会(以下简称 ISH)主席伯恩哈德·特伦克(Bernhard Trenkle)老师商议,一起做为期 6 天的培训师培训,3 位培训师各讲两天,主要从德式行为的角度,从认知、情绪、躯体、行为 4 个层面去教授如何授课;伯恩哈德主要从临床催眠的角度,从资源利用、简介暗示、故事隐喻等的角度进行讲授;而来自加拿大冲击疗法学院的院长丹妮·柏里欧(Danie Beaulieuy)老师则会从冲击疗法的角度,教授如何进行令人印象深刻的沟通。

出乎意料的是,丹妮老师的授课简直点燃了八九十人的大课堂,所有学员的情绪和积极性都被调动了起来。她用她的头发、眼神、声音,乃至整个身体在讲课,她的表达手段实在是太丰富了!大家都为丹妮老师的魅力所折服,为冲击疗法的穿透力所震撼。丹妮老师的冲击疗法，并非单纯地令人兴奋，它既可以令人捧腹大笑，也可以瞬间令人陷入沉思，聚焦于当下体验、进行有意义的思考、获得新的认识。学员们纷纷表达希望丹妮老师讲授一套冲击疗法的系列培训课程。我认为冲击疗法一定会对咨询师与来访者的沟通、教师与学生以及家长的沟通、管理者对被管理者的沟通起到很大的帮助。

于是就有了始于 2015 年 11 月，到 2016 年 10 月结束的首届冲击疗法连续培训项目，共 3 个阶段，每阶段 5 天，共计 15 天，有 60 多位资深专业人士最终得到国际冲击疗法培训证书，丹妮老师把冲击疗法的创始人埃德·雅各布斯（Ed Jacobs）老师也请来为中国同行授课，而埃德老师正是本书的作者，本书的译者胡志峰老师、王挺老师也都是该培训项目的学员。

现在回想起来，有几堂课依然让我记忆犹新。我记得丹妮上课时会带着几个带不同大小孔洞的隔板，有的孔洞特别小，有的孔洞特别大。这些带孔洞的隔板是什么？它形象地隐喻了人们在互动过程中可以运用的应对策略，代表着你可以决定对有用信息的接收程度及伤害信息的自我保护程度。丹妮老师说："如果你的父母跟你讲了很多话，你觉得哪些话是有益的、有用处的？哪些是毒药？那么针对不同的部分，你可以决定使用带什么孔洞的隔板，来安放在你和你的父母之间？对于那些负面的、否定性、打击性的语言，你甚至可以选择那块上面一个孔洞都没有的隔板。这样就可以把应对策略很形象地呈现出来，而这就是冲击疗法的一个显著特点。"

和丹妮老师不同，埃德老师温文尔雅，他显得特别安静，善于思考，很难想象那么多富有冲击力的方法是出自这样一位沉静的老师之手。埃德老师在讲课时谈到，容易着急、爱发脾气的人，仿佛有一根一点就着的引信，并且引信特别短。在模拟咨询时，他放了三条引信在眼前，有很短的引信、一般长的引信，还有一条特别长的引信。他问道，你想想办法，如何把引信从很短变得更长一些？再试试看，如何再变得特别长？这样的提问和呈现十分直观。我们都知道很多来访者都有一个受伤的内在小孩，埃德老师提到他会在诊室里放一个小凳子，在咨询的过程中会邀请来访者那个受伤、退缩、无力、委屈的内在小孩，坐在小凳子上说话，通过蜷缩的姿态，让来访者体会那份渺小、无力的感受。他还会用摇晃后再打开罐装可乐后的喷发来做比喻，形容情绪的压抑和突然的迸发。

我本人的基本治疗个案概念化思路是德式行为治疗流派，冲击疗法和行为治疗的很多理念和技术不谋而合。行为，英文是 Behaviour，直译成中文就是表现、呈现的意思，行为是内在心理结构的外在呈现。冲击疗法实际上就是通过多种方法技术，帮助来访者将他们的内在心理结构(也可以说是精神分析理论中的防御机制)充分外化和呈现出来。

2018 年 8 月，我和 46 位同行去加拿大蒙特利尔参会。正好丹妮老师家就在蒙特利尔，我有幸在丹妮老师家小住了几天。

从行为治疗的视角来看，一个人的生活场景也是她内在心理结构的外在呈现。丹妮老师家里的陈设非常有品位，让人感到舒适、安宁。家里的沙发、床上用品全部都是乳白色的，工作室是湖蓝色，窗外是大片绿色的草坪和湛蓝色的天空。我们俩一边聊天，丹妮老师一边做饭，一会儿就做出的几道菜品不输正宗西餐厅的水平。可以看出，丹妮老师在工作之余，也是从"视、听、嗅、味、触、内"这六个感觉通道全方位地享受生活。我们在阳台上点着蜡烛，在鲜花、音乐的陪伴下，一边品着美味佳肴，一边畅聊人生。晚上，她弹着钢琴，我们俩一起唱歌，那些瞬间特别美好。

一次丹妮老师带我到地下室的储藏间，里面有很多冲击疗法的材料，很多都是她自己设计的。她拿出一张像明信片一样的卡片，上面印着红灯、绿灯、黄灯。她指着上面的红灯，抑扬顿挫地问我："新，我想邀请你倾听自己内心的声音。"然后她停顿了很久，眼睛盯着我，我马上沉静下来，专注地听她后面的话。她接着问道："请你好好想一想，在你的生活中，有什么是现在必须立刻停止的？"

当时埃里克森催眠治疗在中国处于快速发展期，同行们也特别支持，但是催眠是很容易被外行人误解的，所以我大力倡导并努力维持"科学、伦理、文化"临床催眠在中国发展的三大原则。同时，北京致道中和医学研究院还引进了国际精神动力学伴侣与家庭治疗连续培训项目、自我状态治疗、躯体体验整合式创伤治疗、国际辩证行为治疗连续培训项目、德式行为治疗连续培训项目、国际危机干预培训项目等。我的本职工作已经令我疲惫不堪，还有很多的兼职工作需要做，我认为最对不起的是我自己的身体，很辛苦、很疲惫。所以，当丹妮老师以这样一种冲击的口吻问我这样一个问题，我直观地看着这样一个红绿黄交通信号灯的卡片，第一反应就是"不能再这样疯狂地工作了"。丹妮老师又指着绿灯，问道："你现在的生活中，有什么是必须马上开始的？"我立刻就想到，要开始锻炼身体。

从蒙特利尔回来后，我重新开始了曾坚持十年，之后暂停了差不多两年的瑜伽。那次对话对我的冲击和启发很深刻。从丹妮老师身上，我学到很多，她介绍说自己会在紧张工作一段时间之后，去夏威夷度假、晒太阳；有时她会给自己一年的时间进行调整，这一年什么地方都不去，只待在家里专心写书。丹妮老师活在自我觉察和自我滋养当中，跟随自己的内心，把冲击疗法的核心理念印刻在了自己的生命里。

本书的两位主要译者——胡志峰老师和王挺老师，既是我尊敬的同行，也是我多年的好朋友。他们愿意承担这本书的翻译工作，在国内介绍冲击疗法，我特别高兴，很愿意为各位读者推荐这本有用的专业书籍。

和胡志峰老师相识，要追溯到她作为北京师范大学学生心理咨询与服务中心（以下简称中心）的常务副主任邀请我参与咨询中心的督导工作。胡老师在任期间，中心的工作气氛祥和、影响力蒸蒸日上，团队凝聚力和学习力也进一步增强，中心的咨询师都夸胡老师为人和善，管理有方。她性情温和、情商高、很有亲和力，做临床心理工作有得天独厚的条件，我在和她接触的过程中，也能感觉到非常舒服，她甚至比很多专业出身的人更会共情。她愿意去理解别人、帮助别人，对人特别温暖，对助人感兴趣。我认为这是成为一名优秀的心理咨询师必备的品质。这些年她在临床咨询专业上也是不断地学习和积累，在很短的时间内就取得了很大的进步。

王挺老师，是第五届催眠治疗连续培训项目里被学员推选出来的班长。他在推动中国临床催眠发展方面做出了巨大的贡献。正是在王挺老师的推动下，我们成立了埃利克森临床催眠研究院，王挺老师担任研究院的秘书长。我们还承办了国际催眠大会，带领国内同行走向国际临床催眠的学术舞台。2012 年我们一共组织了 12 人参加了在德国不莱梅举办的国际催眠学会的国家代表委员会大会（以下简称 ISH 大会）；2015 年我们一共组织了 35 人去巴黎参加 ISH 大会，我被邀请做主题报告；2018 年我们一共组织了 47 位同行在蒙特利尔参加 ISH 大会，我通过竞选高票当选国际催眠学会的全球七位常务理事之一。在这一系列重大事件的背后，王挺老师做出了巨大的贡献。王挺老师的授课特别幽默，而且能够把埃里克森临床催眠深刻的治疗理念、治疗哲学讲得很透彻。埃利克森临床催眠研究院的注册会员们也都非常喜欢他，说他是"一位善良的大暖男""特别热心肠""好心眼儿"，有的时候因为太照顾别人而委屈自己。王挺在专业上进步也很快，是中国心理卫生协会颁发的首批督导师之一。

如果你是一位心理学爱好者，可以把在冲击疗法中学到的理念和技术应用到生活中，用于你和孩子、伴侣、父母等家人，以及和同事、领导的沟通中去。

如果你是孩子的父母，可以从本书学习到如何引导孩子在面临选择和挑战时，和自己内心不同的部分进行对话，最终找到答案，比如，邀请孩子身上将来要当科学家的部分，和想要玩耍的部分来进行对话，最终规划出新学期的安排。

如果你是学校的老师，可以从本书学习到如何用多元的呈现方法来提升授课效果，增加参与性、可视性、趣味性，从而提升教育的有效性。冲击疗法可以让你的课堂更加富有感召力，对学生有更多的启发与触动。

当然，如果你是一名心理咨询师，你可以从本书中学习如何在来访者面前以令人印象深刻的方式表现自己，以期帮助来访者更快地、更深入地理解自己。

让我们都来冲击一把！

方　新

2021 年 1 月 10 日

于北京大学心理咨询与治疗中心

前　言

　　《冲击疗法：咨询的勇气》，无论对资深的咨询师，还是年轻学生、新入行的咨询师都很适用。这本书值得你一遍遍反复阅读，因为里面有很多咨询技术的介绍，以及你可以怎样使用这些咨询技术的说明。阅读书籍的第一时间，你就会意识到，在最近的一次咨询里，你很可能会运用书里介绍的技术和你的来访者一起工作。再一次阅读本书时，又会有新的技术跃入你的脑海。这并非一本理论书籍，事实上，它确实假设无论是一位有着扎实的理论基础、经验丰富的咨询师，还是刚刚开始做咨询、仅仅有一点理论积累的新手咨询师，都可以从书中有所收获。虽然有些理论常被提及，但很少被讨论如何去使用，从这个意义上讲，这是一本教你"如何做"的宝典。对于基础技术的了解还不是很扎实的读者，可以先翻阅一本关于咨询的入门书籍，比如 2010 年埃甘(Egan)、2013 年哈克尼(Hackney)和科尔米耶(Cormier)、2012 年艾维(Ivey)和萨拉盖特(Zalaquett)，或者是 2012 年杨(Young)出版的书籍；对于没有理论背景的人，应该查阅书中所涉及的多种理论的主要来源。

　　咨询的过程，在这本书中被描述为积极主动的，这反映了我们的主要信念，那就是咨询是一个动态的、咨访互动的、有创造性的历程。而重点就是，我们可以使用一些技术，让咨询更加具体、动人和有效。本书中介绍的技术和理念，对抱有任一种设置的咨询师都是有用的。

　　本书旨在教给咨询师用更快、更多产的节奏推进咨询。使用冲击疗法，可以让咨询师绕开最大的阻力，因为咨询师总是去尝试多种不同的创造性方法了解来访者。当你翻阅这本书时，你会很自然地想要去思考那些和你一起工作的特殊个案或群体。我们是从很宽泛的背景中选取案例，所以你总是可以从书中找到与你的来访者相似的案例。

这本书是先前两本书的升级版：一本是我在 1994 年出版的《冲击疗法》，另一本是在 1992 年出版的《创造性的咨询技术：指南手册》。我们将两本书中对我们确实有意义的部分融合进本书中。在过去 25 年的时间里，我们一直致力于推动冲击疗法和创造性咨询技术在美国和其他多个国家不断发展，所以也特别期待能将这两部密切相关的书籍加以融合。

为了让阅读更加便捷，我们选择用"她""他"来指代人称，大多使用"治疗"和"咨询""咨询师"和"治疗师"，我们倾向于称呼咨询中的人为"来访者"。

冲击疗法已经在世界范围内被广泛接受，因为它可操作、易于掌握且更为有效。我们十分兴奋地看到冲击疗法带来的可能性，也相信你可以在本书中找到更多的信息、更多的动力以及更有帮助的部分。

关于这本书的副书名——"咨询的勇气"，很多读者会用另一种方法思考咨询，而不仅仅是他们被告知的那样。我们走了一条不同于常规的咨询师角色的路径，并且这让一切都变得不同。也特别期待，这本书可以帮助你找到属于你的那条路径。

目　录

第一章　简　介　1

　　什么是心理咨询　2

　　咨询师的基本技能　3

　　什么是冲击疗法　5

　　咨询过程　9

　　为什么要使用创造性技术　10

　　冲击疗法的理念　12

　　咨询师的常见错误　14

　　本章小结　17

第二章　特质、基本技能和注意事项　18

　　冲击疗法咨询师的特质　18

　　冲击疗法咨询师的基本技能　20

　　冲击疗法咨询师的注意事项　22

　　本章小结　25

第三章　五个重要概念　26

　　理论　26

　　时机　41

　　指导　44

　　培训　46

思考　49

本章小结　52

第四章　施加冲击的方法　53

澄清　53

增强理解和意识　54

探索　54

提供支持　55

给予鼓励　56

辩论　57

做出选择　58

坚持选择　59

给予许可　59

本章小结　61

第五章　良好的咨访关系　62

如何建立良好的咨访关系　63

维持良好关系　69

与棘手的来访者建立关系　71

关于关系建立你需要问自己的问题　75

提问的艺术　75

改变阶段　76

持续会谈案例　77

本章小结　80

第六章　咨询协定　81

明确而容易的咨询协定确定过程　81

困难而漫长的咨询协定确定过程　86

持续会谈案例　91

本章小结　93

第七章 聚 焦 94

聚焦对象 94

怎样聚焦 94

何时聚焦 98

不宜使用聚焦技术的会谈 100

持续的会谈案例 100

本章小结 102

第八章 汇 集 103

谁负责汇集 103

汇集什么 104

什么时候汇集 115

如何汇集 116

用理论汇集会谈 122

汇集的深度 128

持续的会谈案例 131

本章小结 134

第九章 结束会谈 135

该花多长时间结束会谈 135

用于结束会谈的创造性技术 138

结束会谈时的常见错误 139

持续的会谈案例 140

本章小结 141

第十章 道具的使用 142

盾牌 142

过滤网 145

纸杯 146

橡皮泥 148

播放列表 149

删除录音　　150

汽车后视镜　　151

屹耳和跳跳虎　　151

扑克牌　　152

便利贴　　153

创可贴　　154

墙　　154

啤酒瓶　　156

橡皮筋　　158

钱　　159

锤子　　160

粗线——愤怒的导火索　　161

汽水　　162

筹码　　162

拼图　　163

本章小结　　163

第十一章　空椅技术　　165

格式塔疗法中空椅子的使用　　165

让来访者对着一张空椅说话　　167

角色扮演　　168

多种选择　　169

儿童椅　　170

站在椅子上　　174

目标　　175

距离　　175

哭泣　　177

过去和现在　　177

理性和非理性　　178

本章小结　　179

第十二章　动作技术在咨询中的使用　180

　　评价进展　180

　　害怕改变　181

　　感到无助　183

　　与马斯洛需求层次理论配合使用　184

　　感情制约　185

　　道路选择　187

　　在一条线上定位自己　188

　　障碍物　189

　　陷入死循环　190

　　站在角落里　190

　　椅子之间的活动　191

　　角色反转　191

　　价值观　192

　　咨询师的表演　193

　　本章小结　195

第十三章　书写与绘画在咨询过程中的应用　196

　　评分表　196

　　目标清单　201

　　互动状态列表　202

　　理性情绪行为疗法与书写结合　203

　　放在面前还是搁在一边　206

　　WDEP　207

　　三个 R　208

　　三种育儿方式　209

　　书信　210

　　家庭作业　210

　　保持写日记的习惯　211

　　交互作用分析疗法中的绘画　211

其他的绘画方式　218

本章小结　219

第十四章　类比和想象在咨询中的使用　220

类比　220

想象　230

本章小节　234

第十五章　创意性伴侣和家庭咨询　235

伴侣咨询　235

家庭咨询　250

本章小节　254

总结　254

参考文献　255

第一章

简　介

要介绍冲击疗法不得不提到我(本书作者)之前的两本书：1992 年出版的《创造性的咨询技术：指南手册》和 1994 年出版的《冲击疗法》。在第一本书中我提到了大量在咨询中使用多感觉道冲击技术的想法。作为第一本书的续篇，第二本书又提出了一种积极且富有创造性的咨询技术，这种技术将多感觉道冲击和各种经典咨询理论相结合。本书是以上两本书的整合，其中增加了很多我本人、克里斯蒂娜·J. 席默尔博士以及其他同事的新想法。

20 世纪 90 年代早期，我们就已经开始对咨询师进行冲击疗法的训练了。我们和这些训练项目中走出的学员们（Dr. Danie Beaulieu，Dr. Nina Spadaro，Dr. Tori Stone，Dr. Trish Murray，Dr. Sherry Cain，Ms. Heidi O'Toole，Ms. Asha Patlikh）一起，在美国、加拿大、欧洲、澳大利亚、印度尼西亚和南非等国家持续地传播冲击疗法的理念。

我们告诉参加工作坊的学员：我们是世界上最热爱咨询工作的人。写这本书是因为我们认为咨询是一件令人兴奋、有趣、有创造性、享受其中又能得到回报的工作。我们在全美开展咨询工作坊，与成千上万的学生和咨询师交流。在学习冲击疗法之前，很多咨询师认为，咨询是一个缓慢的、以谈话为主的过程，所以来访者会说很多话而咨询师的工作就是倾听。新手咨询师和很多学生开始工作时都觉得很受挫，因为他们之前没有学习到实际需要的咨询技术。很多来访者希望、也需要得到帮助，但是咨询师使用听或说、解释、镜映、澄清等方法开展咨询时，并没有给他们足够的帮助。请面临这些困境的咨询师考虑以下问题。

除了听以外，咨询师是不是应该做得更多一些？

咨询只是谈话吗？

咨询必须是一个很缓慢的过程吗？

有没有什么办法可以让咨询加速？

有没有一些技术可以让所有咨询师都能使用，而不用考虑他们倾向于哪种心理疗法？

　　本书就可以回答上述这些重要的问题。

什么是心理咨询①

　　咨询师首先要回答的一个问题："什么是心理咨询（以下简称咨询）？"20 世纪 60 年代末到 70 年代初，我开始学习咨询，学习期间我阅读了弗洛伊德（Freud，1955）和罗杰斯（1961 年）的著作。从中我学到的是，咨询绝大多数时候是来访者跟咨询师谈话的过程，咨询师的作用是给来访者提供一个合适的环境让他们探索自己的感受。弗洛伊德和罗杰斯都认为，咨询师在咨询过程中应该处于被动地位，只要坐在椅子上让来访者说话，他们就会对自己的问题有更多的理解。

　　在后来的学习过程中，我了解到艾伯特·埃利斯（Albert Ellis，1962）和弗里茨·佩里斯（Fritz Perls，1969）的观点。他们认为咨询师在咨询中应更加积极主动，甚至"挑战"来访者。埃利斯仅仅提倡语言上的积极主动，鼓励咨询师指出来访者不合逻辑的观点。佩里斯提倡的积极主动体现在不同方面。他在咨询过程中使用了"空椅技术"。佩里斯指导来访者把不同的椅子想象成不同的对象，（有的椅子代表来访者的某一部分，有的椅子代表与来访者有关的人）并与这些假想的对象交谈。这两种方法都是对弗洛伊德和罗杰斯技术的革新，因为它们都加速了咨询过程。接触了这些方法后，我开始明白，咨询可以更快速，咨询师也可以更积极。咨询不能只是交谈，而应该有更多方式。咨询是咨询师使用很多不同技术来帮助来访者的创造性过程。

　　咨询师经常被教导成不能自由地发挥创造力的尴尬角色。在我们组织的"创造性咨询技术"工作坊里，学员们深切地感受到，在咨询过程中他们可以使用更多的创造力和想象力。他们经常会说："谢谢你们让咨询活了。""我应该比以前更积极主动。""感谢你们让我知道怎样做才能让咨询具体而且令人兴奋。"

　　如果你觉得做咨询时你的创造力被扼杀了，那么这本书会鼓励你更加自由和有创造力。很多例子都能体现创造力的价值。虽然我们的理念非常简单，但很多

---

　　①　在本书中，作者并没有区分咨询（counseling）和心理治疗（therapy），因为在美国并没有与我国同样的法律来区分两者，所以这两个词通常都是混用的。为了避免歧义，译者把两者都翻译为"咨询师"。——译者注

咨询师没有使用这个理念，这是因为没有人鼓励他们在除了听和说之外再多做点儿什么。

不少咨询师也使用"创造性的咨询"这个词，而且每个人都提出了不同的创造性咨询技术。格拉丁（Gradin，2010）探讨了道具、音乐和艺术在治疗中的应用。很多作者写了关于游戏治疗以及在儿童咨询中使用玩偶等主题的书（Axline，1989；Landreth，2012）。我读过最棒的一本关于创造性咨询的书是杰伊·黑利（Jay Haley，1986）写的《不寻常的治疗》。书里描述了很多米尔顿·埃里克森（Milton Erickson）使用的独特和富有创造力的技术，而埃里克森本人也敢于使用那些非常规的技术。某种程度上来说，我们的书也是关于非常规技术的。在咨询中使用非常规技术是需要勇气的。

本书中"创造性咨询"指的是，使用除了"谈话"之外的技术给来访者或咨询过程带来冲击。在后面的章节中，我们会展示 5 类不同的视觉和体验类技术：道具的使用、椅子的使用、移动、绘画、列表和图表、类比和幻想。

咨询师的基本技能

在开始讨论冲击疗法之前，我们先简单地谈谈咨询师的基本技能。有许多很棒的教科书都详细论述了咨询师的基本技能：释义、镜映、澄清、总结、探究、语言技术、肢体语言、评估、目标设定等（Egan，2010；Ivey，Ivey，& Zalaquett，2012；Young，2012）。这些基本技能是咨询师必备的，我们强烈建议对上述基本技能还不熟悉的人，一定要通过阅读教科书和网上资源，或者通过视频网站上的咨询教学视频来学习这些基本技能。

释义

释义是指咨询师利用来访者陈述中的关键词来重复他所说的主要内容。比如，"我听到你和你的伴侣又发生了一次'可怕'的冲突"。这个技能可以帮助咨询师进入来访者的世界，是到达良好咨询效果的重要因素。

镜映

咨询师复述来访者所叙述的内容或感受。比如，"我能感受到在那个情境中你非常愤怒和挫败"。每个咨询师都必须了解这个技能并且知道何时以及怎样使用它。

澄清

澄清来访者所说的内容。比如，"我不太确定你到底是想离婚，还是对她的行为感到心烦，我有点儿糊涂了，能不能请你澄清一下"。

总结

咨询师把来访者所面临的问题或这些问题的重要方面总结出来。比如，"看起来，当朋友们希望你住一晚的时候，你觉得很为难。因为这些朋友不喜欢艾莎，而她是你最好的朋友。虽然他们不希望艾莎知道，但她早就明白因为自己来自印度所以被大家排斥。更让你难以抉择的是，艾莎三个月后就要回印度了。她走以后你只能和这些留宿你的朋友一起玩，如果不接受他们的邀请，你可能就没有朋友了。我理解的对吗"。

探究

想要掌握这一技能，你必须熟练应用封闭式或开放式提问，更加深入地探索来访者所叙述的故事或情境，弄清楚到底发生了什么事。比如，"我不太清楚你继父到底是个坏人，还是他确实非常努力地想帮助你。我知道在上学这件事上他有点儿逼迫你，但这到底是因为他是个坏人，还是因为他觉得你一定能成功并且考上大学"。

语言技术

咨询师对用词的选择或者表述事情的方式都非常重要。好的咨询师善于利用自己的语音、语调来表达关注。

肢体语言

咨询师的面部表情和身体动作在咨询中也有非常重要的作用。

评估

咨询师应该对来访者的深层次问题以及心理状态做出准确评估，通过提出恰当的、有意义的问题来确定如何开展咨询工作。

目标设定

无论是咨询师还是来访者都需要一个设定好的工作目标。第六章我们将深入讨论这个问题。

我们认为，咨询师一定要掌握以上这些重要的基础技能。尽管本书中的很多个案都用到了它们，但在讲述时并没有特别强调这些技能，因为我们假设所有的读者已经掌握了。如果你还没有掌握，那么请自行查找资源来学习。

什么是冲击疗法

冲击疗法(Impact Therapy，IT)是一个主动、多感觉道冲击、具体、有理论支持的咨询方法，也是一种关注来访者学习、改变和发展的方法，它强调让咨询变得清晰、具体、激发思考，而不是模糊、抽象和情绪化。冲击疗法是一种多感觉道冲击的方法，因为促使来访者改变的动力不仅仅来自咨询师的语言，也来自咨询师在视觉、动觉等各感官通道发出的信息。它是一种短程的心理治疗方法，但与"短程焦点治疗"不同的是，冲击疗法并没有一整套规定的程序去执行，也没有设定好的问题需要去询问。冲击疗法整合了理性情绪疗法(Rational Emotive Behavior Therapy，REBT)、交互分析疗法(Transactional Analysis，TA)、格式塔和现实疗法，是一种创造性的、独特的咨询方法。冲击疗法咨询师在使用上述理论的同时还使用创造性的道具、移动、绘画、类比等技术。冲击疗法咨询师在使用交互分析疗法(TA)时也会清晰、具体、有效地使用椅子、绘画和移动技术。系统派、阿德勒派、现实派以及其他多数流派的咨询师也可以将冲击疗法用在自己的工作中。冲击疗法咨询师既关注来访者的外在表现，也深入了解他们的内心感受，同时积极提出解决问题的方法。之所以我们把这种疗法称为"冲击疗法"，是因为它强调在每一次会谈中都给来访者提供帮助。冲击疗法咨询师总是直指问题要害，而不是无休止地听一些不必要的细节或不相关的故事。冲击疗法咨询师在每一次会谈中都以促使来访者改变或激发其改变现状的积极性为目标。

冲击疗法鼓励来访者以积极的态度去思考、观察和体验整个咨询过程。来访者可以从冲击疗法咨询师那里学会理性分析的方法以实现自我救助。改变消极的自我暗示、类比、道具、移动和额外的椅子等技术，都能使来访者感觉到咨询过程有吸引力并从中获益。咨询师和来访者是密不可分的关系，因为咨询是二者互动的过程。这些互动让来访者明白，自己必须主动思考问题，而不能只靠咨询师的努力。因此来访者会感到更有力量而不是更孤立。

冲击疗法对所有人都有效吗

也许你会认为那些特别困难的或是哀伤的来访者使用冲击疗法很可能不会有效。我们知道对有些来访者，特别是因为失去亲人而悲伤欲绝的来访者，倾听可能是最有好处的；我们知道有些时候可能需要两次或者更多的咨询才能建立良好的咨访关系，进而推动咨询深入下去；我们也知道面对那些非主动求助或对改变非常抗拒的来访者，咨询师无法快速地开展工作，这时有创意的、手到擒来的技术常常会比"听/说"更有利于建立良好的咨访关系。

为什么要用冲击疗法

很多咨询师尽管非常熟悉多种理论和技术，但仍然不能有效地开展咨询工作，他们的咨询过程没有冲击力。还有很多咨询师宁肯采用缓慢的咨询方式，把大量的时间花费在反应和澄清上。我们看到冲击疗法对一些来访者是有帮助的，而且我们相信在如今这个时代里，大多数来访者都会从一个更快、更积极的咨询方法中获益。常常会有来访者觉得在节奏缓慢的咨询中毫无收获。许多来访者这样描述自己的咨询："他们只是坐在那里听我讲，但是没有给我提供任何帮助。"

在许多咨询中，比如精神卫生中心、药物和酒精依赖服务站、学校等都非常需要咨询师能够快速开展工作。保险公司和管理式医疗公司也要求心理治疗不能是一个漫长的、无休止的过程，冲击疗法符合这些需求，可以让咨询师在遵循一些基本步骤的情况下大大加快咨询进程。冲击疗法让来访者主动为自己思考，可以让他们更自信、更独立，而不是像其他疗法那样产生依赖。当然，我们也清楚很多问题都需要多次咨询，比如重大创伤、因为失去亲人而悲痛或者药品和酒精依赖等。即便是面临这些问题，冲击疗法也可以缩短咨询进程，因为冲击疗法强调的是让来访者走出他们的问题而不是沉溺其中。

冲击疗法的 4 个 M

冲击疗法或创造性咨询技术工作坊的第一项工作是，明确多感觉道冲击（Multisensory）、动机激发（Motivational）、推销（Marketing）和示意图（Maps）（简称 4 个 M）这 4 个概念的定义。

多感觉道冲击

咨询师使用多感觉道冲击的方法，使得咨询效率更高。多感觉道冲击是使用白板、道具或者让来访者移动以激活脑中的神经元。

动机激发

咨询师常常需要激励来访者，因为他们会害怕或不愿做出改变。这是冲击疗法非常注重的方法之一。

推销

咨询师要相信自己的产品（即咨询），并且把它推销给来访者。咨询师应该展示出能够帮助来访者的自信，并把自己的信念传播给来访者。

图示

图示可以帮助我们掌握咨询的进展和方向。咨询师们需要不同的图示来帮助自己。咨询理论可以作为咨询师的示意图。除了使用咨询理论以外，本书还将推荐另外两种示意图——RCFFC 历程图和深度图。这两种示意图会在后面会详细说明。

冲击疗法历程图

冲击疗法的 RCFFC 历程图中的字母分别代表和谐的咨访关系（Rapport）、契约（Contract）、聚焦（Focus）、汇集（Funnel）和结束（Close）。这个历程图可以让咨询师明白，咨询的目标是建立和谐的咨访关系、对咨询目标形成共识，在合适的时机聚焦咨询主题，并将咨询内容进一步汇集。冲击疗法咨询师必须理解每个词的含义。第 5～9 章会详细叙述这些内容，所以在这里我们只是简要地介绍一下。

和谐的咨访关系

和谐的咨访关系几乎对所有的咨询都非常重要。掌握建立和谐咨访关系的方法对咨询师有很大帮助。

契约

契约指的是咨询师与来访者就某次咨询或整个咨询的目标达成共识。这些契约有时是明确的，有时是咨询师和来访者之间的默契。咨询师也可以设定一个来访者暂时还不想设定的目标，比如与酗酒、有虐待倾向而且还背叛自己的男朋友乃至分手。

聚焦

聚焦是指澄清特定的主题或者需要解决的问题。

汇集

汇集是指针对正在讨论的问题，有了更高水平的理解或洞见，以此让咨询更加深入。

结束环节

在每个会谈的末尾，咨询师需要花几分钟时间让来访者总结学到了什么，或者如何在生活中使用今天学到的信息。我们也常利用结束环节与来访者讨论在两次会谈之间他们可以做些什么。

RCFFC 是一个简单、具体、有指导性的历程图，可以更好地指导咨询师的工作。

深度图

深度图有助于具体查看咨询过程和会谈流程。在冲击疗法中，深度图是一个从 10 到 1 的评分量表，表示咨询的深入程度。10 表示讨论的问题比较浅。我们认为如果要产生冲击效果话，分数应该在 7 以下。下图是某个咨询的深度图。在这个咨询中有 3 个主题：抑郁、工作和养育。前两个都从 10 开始，谈到 8 的时候就转到其他话题了。这时咨询师决定聚焦于第三个主题——养育，这样来访者会对她的童年时代产生新的理解，由此使咨询深入下去。

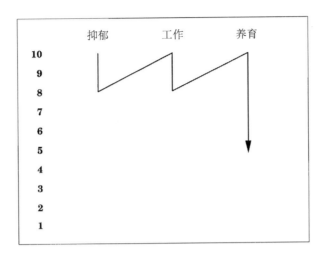

图 1 某个咨询的深度图

使用这个深度图，咨询师会更加主动地将咨询深入 7 以下。本书中我们所提到的 7 以下的咨询过程，其分数都是根据这个图得出的。

如果你是一个还在接待来访者的咨询师，在继续阅读本书之前你可以思考一下工作的流畅度和深度。你是不是能够让关注保持足够长的时间以让来访者可以获得一些深入的体会？咨询是不是总能深入 7 以下？这本书的目的就是帮助你让更多的咨询深入 7 以下，并对来访者产生持续冲击。

咨询过程

根据上面提到的深度图和 RCFFC 历程图，咨询过程可以被看作一个获得、保持、转换和加深聚焦的过程。首先咨询师通过倾听建立和谐的咨访关系并且确定咨询契约，然后让来访者聚焦在咨询需要解决的主要问题上。咨询师需要注意，对咨询契约的聚焦既要稳定又要灵活。如果焦点转换了，咨询师需要考虑是讨论新问题还是回到原来的焦点上。冲击治疗咨询师都知道焦点和深度决定着一个咨询的效果。为了能取得冲击效果，咨询师需要保持足够长时间的聚焦，进入合适的深度，以使来访者在咨询中不断成长、学习和领悟。

咨询就像一场拳击赛

因为需要处理的问题不同，所以咨询师扮演的角色也不同。有时咨询师是来访者的支持者，有时则是教育者，还有些时候咨询师像一个顾问或信息提供者。但当咨询师成为一个治疗者角色时，可以帮助来访者看到自己在生活中的痛苦。我们把咨询过程比作一场拳击赛。

一些咨询师卖力地使用直拳，但是来访者却一点儿变化也没有。另一些咨询师意识到这样不对，于是他们使出了一套组合拳。然而当来访者说："哎哟！"咨询师赶紧停下来，似乎是在说："哦，对不起！"其实咨询师需要有策略地使用直拳、组合拳和勾拳，当来访者产生阻抗的时候坚持不退缩，要抓住时机改变来访者回避痛苦的倾向，让他们直面问题，更要知道每个人都不容易被改变。咨询师需要敏锐地觉察来访者，当时机合适时不惜一切代价帮助来访者打破僵局。

为什么要使用创造性技术

杨（Young，2012）很好地总结了使用创造性技术的原因："可以说每个咨询师都非常渴望学到实用的方法……尤其是当我们最喜欢的理论都不适用的时候。"很多咨询师发现他们需要更多不同的方法来开展咨询工作。20 世纪 80 年代和 90 年代，有些咨询师开始写策略派治疗的书。奥肯（Okun，1992）写道："成功的助人者对许多方法和策略都很熟悉。"黑利（Haley，1986）说："如果临床咨询师接纳在治疗中发生的一切并且为每个问题设计出独特的解决之道，这就是策略派治疗。"尼克森和奥劳克林（1982）指出："如果在咨询中只是谈话，那么我们的咨询工作将受到限制。"

让咨询过程更有创造力和主动性的咨询师，其工作将更加有效。格拉丁（Gradin，2010）认为："一个好的咨询师非常明白咨询过程是多维的，他会有效地利用多种方法形成自己独特的咨询风格。"我们写这本书的目的也是鼓励咨询师们当机会降临的时候一定要积极主动且富有创造力。这些年，我们听到很多咨询师抱怨感到非常疲惫或者无聊。使用本书介绍的创造性技术会让咨询变得更加积极和有趣。这些技术也会给你提供很多方法去解决在咨询中遇到的问题。使用创造性技术也可以在咨询中增加一些变化来防止疲惫感。除了以上几个原因，我们还总结出了另外七个使用创造性技术的理由。

1. 让概念更具体

本书讲述的创造性技术让咨询过程更加清楚和具体。在第十章里，咨询师在一次性纸杯上钻一个洞，就可以把来访者对自己的负面评价形象地表现出来。在使用椅子的章节中，咨询师让来访者坐在儿童椅上，使其体验到把已经长大的自己当成一个孩子是不合适的。

2. 提高自我觉察能力

来访者对自己的行为往往缺乏觉察。帮助他们提高自我觉察的能力也是咨询目标之一。创造性技术可以促使来访者更加清晰地觉察到自己的行为。在第十一章中，咨询师站在椅子上，当来访者抬头看他时，就能觉察到自己仰视父亲时的状态。在第十章中，咨询师用一个橡皮圈让来访者觉察到自己感到紧张时的状态。

3. 戏剧化呈现

创造性技术可以让一个问题得到戏剧化呈现（Gradin，2010）。比如，一个来访者完全沉浸在妻子离开自己这件事上，连续几周他一直在想他的妻子。咨询过程中，他也是一周又一周地重复相同的事情。咨询师让他站在墙角并盯着墙角看，戏剧化地呈现出他现在的状态，让他意识到这种状态产生了不良影响。戏剧化呈现和其他类似的技术，在后续章节中也有详细介绍。如咨询师让来访者抱着很重的东西，以戏剧化地呈现出她被各种生活问题拖累的状态。

4. 加速咨询过程

创造性技术可以加速咨询进程。埃甘（Egan，2010）讨论了咨询师怎样通过创造行动上的一点点变化来使咨询向前推进。例如，如果来访者不断在是否应该离婚这件事上纠结，咨询师可以放两张有一些距离的椅子，然后告诉来访者："请你同时坐在两张椅子上。"这通常都会促使来访者做出决断。当咨询师把问题以视觉化的方式呈现在来访者面前时，更利于来访者尽快做出决定。

5. 视觉化学习

视觉化学习对很多人都有效，所以这些把问题视觉化的技术更能加深来访者对自身困境的理解。前面那个个案就是一个视觉刺激的学习过程，另外一个视觉化的技术是使用图画。如果来访者能"看到"自己深陷问题之中，可能会促使他们更清晰地认识问题。比如，一个妈妈面对自己的儿子时特别情绪化，咨询师可以用下面这幅图把问题视觉化。（见图1-2）

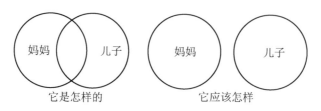

图 1-2　问题视觉化

6. 体验式学习

体验式学习也是促进来访者理解自身问题的重要方式。让来访者亲自做一件事比只是谈论它更有效。如果一个来访者口口声声说要改变但是从来没有实际行动，咨询师可以让他坐在一张椅子上，然后要求他在不离开椅子的情况下走到房间的另外一头。这种方法可以让他体验到自己之前的问题，促使他对问题做出反思。

7. 聚焦治疗

创造性技术对于防止在治疗中跑题也非常有用。来访者或咨询师导致咨询跑题的情况常会发生。把一瓶碳酸饮料猛摇几下就可以把来访者的注意力转回到他的愤怒情绪上。当来访者明白自己生气时就像这个摇过的碳酸饮料、喷得到处都是时，自然会把注意力集中到自己的问题上。创造性技术的使用可以确保咨询始终保持在正确轨道上。

冲击疗法的理念

大多数的咨询理论都基于一些基本的观点。我们赞同理性情绪疗法（Rational Emotive Behavior Therapy，REBT）、交互分析（transactional analysis，TA）、格式塔（Gestalt）和阿德勒咨询（Adlerian）中的一些观点，比如，认知导致情绪、人们的不同自我状态之间可以对话、用此时此地的感受来处理问题很有价值、所有的行为都有目的等。在此基础上，我们也总结了冲击疗法的核心理念。

1. 本性难移

理解这一人性特点可以让咨询师对咨询过程更有耐心。冲击疗法咨询师会尝试很多不同的治疗策略，当他意识到有些工作已经无效时，就会尝试不同的方法。理解了本性难移这一特点，还可以让咨询师对来访者不离不弃。特别要强调一下的是，咨询师常常不得不接受某个来访者暂时还不想或者还没有准备好做出改变这个事实。

2. 人们不介意被好的带领者引导

这个理念极其重要，特别是对那些带领团体咨询的咨询师们。专业训练或者教科书都要求咨询师在个体或团体咨询中不要太过主动。我们并不同意这点，我们认为冲击疗法咨询师应该主动。一个好的、主动的咨询师可以在治疗中创造积极主动的气氛。在团体咨询中，带领者能够很好地聚焦咨询、发起有益的活动或者帮助来访者处理问题，来访者将会受益。我们的另一本书《团体咨询：策略和技术》(Jacobs，Masson，Harvill，& Schimmel，2012)介绍了冲击疗法在团体咨询中的运用。

3. 咨询师对咨询负主要责任

这是冲击疗法的核心理念。我们当然承认来访者应该最终为咨询的结果负责。即使是最好的咨询师也可能被任意一个来访者打败。但我们也认为咨询师有责任让咨询更有效果。如果咨询师工作懈怠把咨询进程完全交给来访者掌控，就会导致咨询无法达到 7 以下的深度。

4. 咨询应该清晰而具体

大多数来访者希望咨询能直击问题要害，快速、顺利地解决自己的难题。冲击疗法咨询师努力使咨询有针对性并聚焦到主要问题上。如果使用来访者能够清楚理解的理论和一些小道具、椅子、绘画、类比或其他创造性技术，就更容易达到这个目标。来访者常常谈到在其他咨询师那里的体验：由于每次咨询之间的关系是模糊和缺乏连接的，所以他们一直都不清楚咨询的脉络是什么。

5. 咨询不应该是无聊的

许多咨询师都抱怨咨询很无聊，这让他们感到厌倦和疲惫。我们认为如果一个咨询师做得不错的话，咨询应该是有趣的，因为他会采用各种不同的策略来让咨询达到 7 以下的深度。几乎所有能够达到 7 以下的咨询对咨访双方都是有趣和值得期待的。当一件事很有趣的时候，人们更愿意记住并参与其中。因此，我们相信咨询应该是有趣而不是无聊的。

6. 咨询师可以给出建议

当咨询师明确了来访者的信仰和准则，并且确保自己的道德和宗教价值观没有被卷入的时候，他可以给来访者提出建议（Young，2012）。我们知道，很多专业培训都教导咨询师不要给出建议，但是这样的说法太过简单和绝对了。有些咨询师甚至被教导永远不要给来访者提建议。有经验的咨询师很快就会发现有时候给出建议是非常必要而且有用的，特别是来访者不知道该做什么的时候。

7. 保护咨访双方的自我价值

我们把这一条作为核心信念基于两个原因。第一，咨询师不能把自己的价值高低与咨询的结果好坏联系起来。第二，很多来访者会把外貌、智力、身体素质、受教育水平、教养方式、物质条件、工作表现等与自我价值联系起来，而冲击疗法咨询师有很多不同的方法来帮助他们认识到自己的价值。

8. 咨询师必须心理健康

如果一个咨询师按照我们所说的方法进行咨询工作，那他必须保证自己情绪稳定和平衡。他应该已经处理好了绝大多数自己的问题，并且也能合理地把握仍然存在的问题。冲击疗法咨询师要读懂来访者并且有能力很快把咨询推向更深层次。他们要具备与不同类型来访者相处的能力，让来访者感到跟咨询师相处很舒服。冲击疗法咨询师应该享受自己的工作，让来访者感受到自己的愉悦、投入和乐于帮助来访者的意愿。

咨询师的常见错误

组织了三十多年的工作坊，我们总结出七个新手咨询师常犯的错误。很多人之所以会犯这些错误是因为他们学到的或自己强调的咨询技术只有倾听，并且让来访者主导咨询的进程。这些错误使得咨询无效或者效果不佳。

1. 镜映过多

咨询师在咨询中需要用到镜映这个技能，但在很多培训中，咨询师只学到这一个技能，这让他们以为镜映是最重要的技能。许多咨询师一边听着来访者的倾诉，一边想："我该镜映什么呢？"而冲击疗法咨询师则会想："我怎样才能更好地聚焦、制定咨询契约呢？""下一步我应该做什么呢？"镜映在建立良好的咨访关系或者保持咨询继续进行方面是有帮助的，但是如果不能在合适的时候使用这一方法，那它可能就没什么用处了。

2. 听了太多故事

所有的咨询师都会倾听来访者。通常来访者也很愿意讲他们的故事，这常导致咨询师犯"只听不做"的错误。冲击疗法咨询师需要知道在什么时候他们可以对来访者说："我已经知道你说的事情了，那么现在我们来分析一下，这件事对你到底有什么影响。"我们告诉咨询师，如果你觉得来访者在分享或讲故事时有所收获，或者对你来说这样可以更好地帮助他，那么你就应该倾听，但是不能仅仅是为了表现得友善或者礼貌而倾听。

3. 极少打断来访者

咨询师很少会学习到如何及何时打断来访者。通常来访者都会有极长的时间可以不受咨询师干涉的讲话。所以常常会出现咨询师注意到一个可以聚焦的话题，但由于觉得打断来访者是不对的，所以就会一直等到他讲完。但等来访者讲完时，可能就得转换到另外一个主题上了。打断不仅是可以被接受的，有些时候甚至是最佳做法。特别是当来访者一个接一个地讲故事，或者没完没了地重复同一个故事的时候，打断就非常有用。那些不理解打断的必要性的咨询师常常会浪费宝贵的时间，也总会错失进行冲击治疗的最佳时机。只要时机合适，绝大多数来访者并不会觉得打断伤害到他们，反而还会非常感激咨询师正在努力让这个咨询更有意义。

4. 没有聚焦在咨询中

许多咨询师把工作重点放在倾听和跟随来访者上。他们宁可等着来访者聚焦会谈。这是不对的。许多来访者不会聚焦，或者花非常长的时间才聚焦，导致咨询没有效果。冲击疗法咨询师相信他们有责任聚焦在咨询上，缺乏聚焦就等于缺乏成效。

5. 等待太长时间才聚焦和汇集

一些咨询师认为，咨询是一个缓慢、放松、曲折的过程，当来访者感到舒适和准备好了以后，自然会开始探索自己的问题；另一些咨询师则认为，完全应该由来访者自己决定什么时候可以开始聚焦和汇集。然而，在咨询中，冲击疗法咨询师会尽快地进行聚焦和汇集，只要咨访关系和契约已经建立就可以开始。他们知道，通常有足够的时间对一个问题进行深入讨论，冲击才会发生。我们的意思并不是说"不顾一切地有多快做多快"，而是尽快地进行聚焦和汇集，因为只有当咨询可以深入 7 以下的时候改变才会发生。

6. 缺乏理论支持，仅靠希望推动

对咨询师来说，最大的错误是在咨询中缺乏理论支持。他们会犯这样的错误是因为他们从来没有深入学习某一理论。很多咨询师依赖于温暖、共情和倾听，然后"期待他们的来访者能好一些"。仅靠咨询师的希望推动咨询前进，这并不是一个好现象。在第二章中，我们将详细讨论为什么冲击疗法是理论驱动的。我们坚信咨询应该基于某种理论，然后灵活地将本书所教授的各种方法整合进自己的理论之中。如果你还缺乏理论基础，那么我们建议你选择一到两种理论深入学习直到能够灵活使用它们。有很多途径来学习实践这些理论，包括参加特定的训练、相关工作坊、观看该领域专家的治疗录像，或者尽量多地读一些该理论的书籍等。对理论的学习不能是蜻蜓点水式的。蜻蜓点水说的是咨询师对许多理论及其技术似乎都知道一点儿，但是对人的行为的理解却很少。一个真正有效的咨询师会通过学习大量理论去更好地理解人的行为，并且把这些理论整合到他的咨询当中去。

7. 让咨询很无聊

很多咨询师会因为使用了不恰当的方法让咨询变得很无聊。咨询师允许来访者漫无目的地谈一些无趣的事情或者叙述各种各样无关紧要的细节，他所收集的信息远超所需。无聊的咨询师几乎从来不使用移动、书写、绘画或者任何形式的视觉道具。主动、有创造力的咨询会让咨访双方都感到有趣和有用。

本章小结

　　冲击疗法是一个理论结合实践的主动的咨询方法。冲击疗法的核心是 RCFFC：良好的咨访关系、建立咨询契约、聚焦、汇集和总结。深度图可以用于评估咨询的聚焦和汇集深度。冲击疗法咨询师的两个核心特质是创造力和勇气。我们认为，冲击疗法咨询师应该是从多感觉道冲击入手、有强烈的动机、能够很好地推销自己的咨询，以及熟练使用图示。

　　冲击疗法的核心理念包括：①本性难移；②人们并不介意被好的带领者引导；③咨询师对咨询负主要责任；④咨询永远都不应该无聊；⑤咨询师可以给出建议；⑥确保咨询师和来访者的自我价值都不受损害；⑦冲击疗法咨询师必须心理健康。

　　咨询师常见的错误包括：镜映过多；听了太多故事；极少打断来访者；没有聚焦在咨询中；等待太长时间才聚焦和汇集；缺乏理论支持，仅靠希望推动；让咨询很无聊。

第二章

特质、基本技能和注意事项

冲击疗法咨询师的特质

关于高效咨询师的特点我们已经写了很多。想知道自己是否具备高效咨询师的特点，可以去看看这些早期的文章（Eagan，2010；Ivey，Ivey，& Zalaquett，2012；Young，2012）。

高效咨询师的特点包括。

接纳	人际吸引力
关心	开明
了解不同的文化	客观性
善解人意	自我觉察
真诚	敏感性
心理健康	诚信

除了以上特点，我们认为高效的冲击疗法咨询师还必须具备以下特质。

创造力

冲击疗法咨询师在咨询中要有创造力，愿意在咨询中创造性地尝试不同的策略和技术以产生冲击力，愿意使用诸如橡皮筋、盾牌、过滤器和小椅子等道具，使咨询更直观、更具体。他们也可能让来访者四处走动、坐在地板上、站在椅子上，甚至站在角落里。他们也会在咨询中以不同的方式使用故事、类比和幻想。此外，冲击疗法咨询师在尝试不同的交流方式时也有创造性，比如每天与来访者进行简短的交谈、给来访者发短信、使用网络与来访者交流、给来访者发电子邮件。他们还会尝试在不同的环境中与来访者会面，甚至邀请其他咨询师、其他正面临或曾经面临类似问题的来访者加入咨询中。

勇气

成为一名冲击疗法咨询师需要勇气。他们必须有勇气在来访者偏离话题时打断或阻止他们，在伴侣和家庭咨询中停止破坏性的互动行为。此外，在必要且咨访关系良好的前提下，冲击疗法咨询师要有勇气当面指出来访者的问题，或者使用其他能引起来访者注意的语言。比如下面的对话：

咨询师：（用坚定、善良、关切的声音）让我们一起看看，如果你一直像个无助的孩子一样抱怨的话，我们什么也改变不了。你已经 37 岁了，可有时候你表现得就像 10 岁的孩子。我想帮助你，但你需要先停止抱怨。

来访者：我不是故意的，但你是对的。我妻子说我经常发牢骚。我需要你的帮助。

冲击疗法咨询师并不排斥将对话引向让来访者感到难以启齿的内容，如婚外情、离婚、虐待或愤怒。他们在谈论诸如性或死亡之类的话题时不会欲言又止，甚至会涉及来访者的隐私。一些参加工作坊的学员说，他们担心问到隐私问题时，会被认为是在窥探别人。好的治疗不是窥探，而是为了帮助来访者不得不提出一些必要的问题。

冲击疗法咨询师试图让来访者深入了解他们自身的问题，而其他的咨询师往往会放弃或让来访者逃避这些问题。没有勇气的咨询师担心伤害来访者的感情，因此，总是采取最安全的行动。而冲击疗法咨询师知道，有时咨询带来暂时的痛苦，可以促使来访者更快地解决问题。

成为职业选手

在第一章中，我们谈到了激励。为了激励你成为最好的咨询师，我们想要分享一个经常告诉学生和工作坊学员的类比。

在美国，周五晚上是高中生橄榄球赛，周六晚上是大学生橄榄球赛，周日是职业橄榄球赛。如果你是一个球员，你想成为一个在周日比赛的职业选手吗？你正在为实现这个目标而行动吗？要成为一个职业球员，必须付出艰苦的努力，还要有奉献精神。成为真正专业的咨询师也是如此。此外，你还必须把咨询看作最优先考虑和真正喜欢的事情。你必须愿意花很多时间去练习、培训、阅读，并寻求其他有特殊技能的咨询师的督导和指导，他们会给你诚实、有用的反馈。同时，你也要处理好个人工作，以确保没有未完成的工作影响你进入来访者的心理世界。我们希望这本书可以激励你成为一名"周日上场的职业球员"，一名专业的咨询师。

冲击疗法咨询师的基本技能

打断

想成为一个有效的咨询师，你必须可以打断来访者并重新聚焦在他身上。如果咨询师害怕打断来访者，就很容易失去对话题的控制，因为许多来访者会不停地唠叨（Egan，2010；Ellis & Dryden，1987；Young，2012）。为了打断，我们可以这样说。

"我明白你的意思。现在你想怎么做？"

"我知道他很可怕，但听很多他的故事并没有什么真正的用处。我认为我们需要考虑在这种情况下你想做什么。"

"稍等一下，胡安，让我们一次只谈一个话题。先谈完关于你妈妈的话题，再去谈谈你弟弟。"

当然，在咨询期间，有很多情况下你不想打断来访者。我们在整本书中都讨论了这个问题，也将这个问题作为独立的一节集中进行了讨论，强调了打断的重要性。为了最有效地帮助来访者，咨询师有时不得不向他们重新提问。有些咨询师很难掌握这一技术，因为他们不习惯打断别人，甚至认为这很粗鲁。请记住，我们是为了给来访者提供最好的帮助，这样做并不礼貌。

提问

提出好的问题是确保咨询质量的一项基本技能，然而有些咨询师要么不提问，要么极少提问，因为他们认为提问会影响咨访关系（Meier & Davis，2011）。事实上提问很有必要。受过训练的咨询师会知道如何在提问时不影响咨访关系（Egan，2010；Wubbolding，2000；Young，2012）。收集信息是咨询过程中必不可少的一部分。咨询师提问时需要用适当的语音、语调来表明他真正关心和想要帮助来访者。只有当咨询师像置身事外的修车师傅或者盘问嫌疑人的警察那样毫无共情地提问才是错误的。

有效地使用你的声音

　　"咨询工具箱"中最重要的工具之一是你的声音。许多咨询师只使用一个或两个声音模式，而不考虑正在讨论问题需要什么样的声音模式。有时你的声音应该是缓慢的、深思熟虑的、支持性的，有时你使用理性的声音更合适，这种声音不是偏向来访者的感受，而是更中立，以事实为基础。大多数情况下，你的语调应该和来访者类似，有时候你也可以有意识地改变语调以改变来访者的情绪。高效的咨询要求你合理的使用声音。

注意来访者的说话方式

　　通过来访者的说话方式，你可以了解他的心理状态和心理变化（Miller & Rollnick，2013；Passons，1975；Young，2012）。来访者的说话方式可以透露出他的行事风格（Egan，2010；Hackney & Cormier，2013）。非常快的语速意味着来访者没有认真思考，并且对目前的问题感到非常焦虑，或者只是机械地播放之前脑中储存的声音。缓慢、深思熟虑的声音可能意味着这位来访者做事倾向准确或完美。注意来访者的说话方式是一项重要的咨询技能，对加深了解有很大帮助。

提供建议

　　在第一章中，我们提到，咨询师可以提供建议是冲击疗法的理念之一。在这里我们想重申一下之前的内容，因为这一理念非常重要。当然，咨询不是一个提供建议的过程，但我们确信在某些情况下给出建议是恰当的。在某些情况下，如果坚决不给建议甚至是不道德的。例如，如果一个来访者怒气冲冲地要以一种失控的方式面对他的老板，一个好的咨询师会建议来访者不要这样做。给予建议通常是有意义的，因为它对苦苦挣扎的来访者很有帮助。

　　提出建议时需要很谨慎（Young，2012）。咨询师必须确保自己的道德或宗教价值观或过去的经历不被卷入其中。如果你过去学的很多课程都告诉你"永远不要提建议"，那我们鼓励你重新考虑这个问题（Couture & Sutherland，2006；Young，2012）。我们建议你在给出建议时，使用直觉判断，并考虑这样做对来访者来说是不是最好的选择。

身体接触

大多数咨询师已经意识到，适当的身体接触也是治疗的一部分（Driscoll，Newman，& Seals，1988，Eyckmans，2009；Swade，Bayne，& Horton，2006；Willison & Masson，1986）。我们所说的身体接触是一些很简单的动作，比如把手放在来访者的肩膀上、在来访者哭泣时握住他的手、拥抱来访者等。但有些咨询师的做法并不恰当。因此，一些培训项目会告诉学员"永远不要碰你的来访者"。我们认为，只要对来访者有益，并且随时注意来访者的反应，就可以去触碰来访者。来访者的情况也有差别，有些不想被触碰，有些则可能希望你去触碰他们。

如果使用得当，治疗式的身体接触可以成为一种有用的技术。写到这里，我们想问："难道这不应该是自发行为而不是一种技术吗?"答案是，对，但也不全对。身体接触当然应该是出于真实情感的流露，但咨询师对自己的言行一定要深思熟虑。与来访者相处的经验会帮助你提高判断力，从而明白哪些身体接触是合适且具有治疗意义的。

冲击疗法咨询师的注意事项

1. 咨询录音

对某些来访者来说，保留谈话录音或拍下白板上的信息是非常有用的。许多来访者的手机可以拍照和录音。一些来访者反馈，听咨询录音和接受咨询一样有益，因为他们有时间消化咨询内容。有些人甚至会把咨询录音听五六遍。

2. 咨询时段的长短和频率

50分钟的咨询时段并不是不可改变的。在学校里，来访者被接待的时间通常较短，5~20分钟。在个人执业的咨询师那里，咨询时段通常在50~65分钟，但有时会更长或更短，这取决于问题的性质。个人执业的咨询师与来访者见面的标准频率是每周一次，但这要视情况而定。在危机情况下，我们可能在某段时间内隔一天就见来访者一次。也有些来访者可能每两周才见一次咨询师。还有些时候我们可能会密集地与一个来访者连续工作3小时，或者利用周五晚上、周六全天进行更长时间的连续工作。我们鼓励你去做那些对来访者有帮助的事情，而不是把自己禁锢在对咨询的刻板印象中。

3. 家庭作业的作用

要求来访者在两次咨询之间执行不同任务的想法很有意义(Young，2012)。家庭作业可以是任何形式：阅读、写作或其他指定的活动。有一本书(Walen，DiGiuseppe，& Dryden，1992)用了整整一个章节来讲家庭作业在咨询中的作用。如果一个人每周只上一节钢琴课，中间从不练习，肯定不会学好钢琴。同样地，每周咨询一次，而在两次咨询之间不做阅读或其他任务，也难以有明显的进步。埃甘(Egan，2010)认为，"咨询真正起作用的部分是来访者在会面以外的时间所做的事。"

4. 支持者模式

在过去的 20 年里，我们一直致力于成瘾和康复的相关治疗工作。咨询可以从成瘾互助中得到很多启发。令我们印象尤其深刻的是，一个正在接受康复训练的人找到了一个可以经常和他交谈的"过来人"是非常有价值的(Rogers & McMillin，1989)。过来人通常会要求与正在康复的人每天通话，哪怕只说 5～10 分钟。对于刚开始接受康复训练的人来说，这很有价值。个人执业的咨询师通常每周只会见来访者一次，并告诉来访者除非是绝对紧急的情况，否则不要打电话。对于许多来访者来说，通过电话、短信或电子邮件进行日常或定期的联系是非常有益和令他们安心的。我们鼓励我们的学生和工作坊的参与者在咨询期间与来访者联系。

5. 咨询师的好帮手

多年来我们一直相信，除了两把椅子，还有一些重要的东西要放在咨询室里。

(1)白板和手写板

冲击疗法咨询师经常需要写或画一些东西以使问题变得更加直观和具体。虽然也可以用普通的手写板，但如果你的咨询室有足够空间，我们提倡使用白板或挂纸白板。如果空间不够或没有咨询室而是在家里工作，那么我们建议你准备一些便笺簿以便书写。把目标、清单、不合理的想法、交互作用分析法(TA)中的自我状态等写出来是非常有用的。第 12 章将详细介绍写作和画图在咨询中的使用。

(2)儿童椅

即使你没学过交互分析(TA)，也可能常常在咨询中与来访者讨论他内心那个没长大的孩子。显然，放一把儿童椅有助于解决依赖和童年创伤等方面的问题。

我们对工作坊的参与者和学生们说，利用率最高的是白板和小椅子。在后面的章节中，我们提供了许多关于如何使用儿童椅的例子。

（3）额外的椅子

咨询中经常会涉及来访者与他人关系的问题，或者涉及来访者内心不同部分的问题。通过用空椅子来代表另一个人或自己的其他部分，来访者可以看清问题的本质。在第 11 章中我们将更深入地讨论使用额外椅子的创新技术。

（4）各种道具——杯子、盾牌和引信

许多咨询会涉及自尊的问题。用泡沫塑料或纸杯来象征"自尊的漏洞"是一种很好的方式。当来访者谈到与他的父母、配偶或老板沟通时，总是感觉对方充满敌意时，盾牌可以用来告诉他应该怎样做。使用不同长度的线代表引信，可以把引起愤怒的导火索形象地表示出来。第十章将重点介绍咨询中使用的道具。

6. 咨询中的重点语句

在这一章的最后，我们要说说在所有的工作坊中都会讨论的"咨询中的重点句"。理解这些句子并根据情况与来访者分享非常有帮助。将这些句子写进书中，是因为我们经常对来访者说这些话，相信对你也同样适用。

（1）所有行为都是有目的的

这是阿德勒心理学的核心——总有一个原因来解释为什么某人做了某件事。每个人都有自己的"个人逻辑"。

（2）认知导致情绪

这句话出自阿尔伯特·埃利斯的著作，是冲击疗法的核心。

（3）让你的期望与现实相符

很多问题都是因为期望不符合现实而产生的。如果你正在为一个酗酒者提供咨询，那么请不要因为他控制不了酗酒行为而心烦意乱。另一个例子是，如果一个老板总是表现得令人讨厌和消极，那么员工就不要期望他会变得通情达理。请告诉来访者，如果生活中有人表现出的行为与他的期待不符，并且在与这些人沟通过此事之后，他们仍然继续这些行为，那么来访者最好让自己的期望与现实相符。

（4）你教会别人如何对待自己

如果来访者受到某人的恶劣对待，那是因为他们曾经教给对方以怎样的方式对待自己。让来访者理解这一点非常重要，这样他们就能明白在事情发展过程中自己也起了助推作用，另外他们也会明白自己可以有不同的选择。但要注意的是，这句话并不适用于那些没有好父母的孩子，因为孩子们并没有教他们的父母用怎样的方式对待自己。

（5）生活是一系列的选择

你能给来访者提供的最大帮助之一就是引导他们做出选择。有时候，做出选择是艰难的，但他们确实有选择，不是毫无希望，比如是否要继续不幸的婚姻或差劲的工作，或者是否去见那些消极的、具有批判性的父母。但是给孩子做咨询的人要注意，往往孩子们没法选择自己的父母或环境。

（6）不能紧抱过去不撒手同时期待向前行

来访者往往想要改变，但又想保持当前的生活。在来访者前方放一张空椅子代表新目标，然后跟他说："你不能原地不动，还期待不断前进。"这样的方式能让来访者更好地理解他们是如何把自己困住的。

本章小结

成为一个冲击疗法咨询师需要具备许多特征，包括开放性、良好的心理素质、善良、不评判、勇气和创造力，此外还要具备许多基本技能，包括打断、提出好问题、有效使用语音、给出建议以及恰当的身体接触。咨询中的注意事项有：是否要对咨询录音录像、咨询的频率、家庭作业以及与来访者联系的频率。咨询室的必需品包括大白板、儿童椅、额外的椅子和各种道具。咨询中可以使用的重要句子包括：

①所有行为都是有目的的。

②认知导致情绪。

③让你的期望与现实相符。

④你教会别人如何对待自己。

⑤生活是一系列的选择。

⑥不能紧抱过去不撒手同时期待向前行。

第三章

五个重要概念

在第一章中，我们介绍了冲击疗法以及为什么我们认为这是一种重要的咨询方法。在本章中，我们将通过讲述冲击疗法咨询师始终要想到五个重要概念：理论（Theory）、时机（Timing）、指导（Teaching）、培训（Training）和思考（Thinking），继续描述冲击疗法。这五个概念是冲击疗法的重要组成部分。几乎所有的会谈都会包括理论、时机和思考；还有很多会谈会包括指导和/或培训。

理论

冲击疗法是理论驱动的。所谓理论驱动是指如果观察咨询师的咨询工作，能够识别咨询中使用的一个或多个理论。遗憾的是，即使不是大多数，也有一些咨询师并不会依据理论框架来进行工作。在我们进行的工作坊中，大多数咨询师表示他们对理论不够了解，难以让咨询深度低于5。要真正帮助来访者处理他们的内疚、羞愧、愤怒、伤害和其他深层次问题，咨询师必须知道如何在咨询中使用理论。理论能帮助咨询师理解他们的来访者身上发生的复杂的事情，并得到来访者需要在哪些方面做出改变的历程图。

做个体咨询是绝对需要理论的。我们使用理性情绪疗法（REBT）、交互分析（TA）、阿德勒、格式塔、现实疗法和跨理论模型（Prochaska & Norcross，2009），因为这些理论回答了很多问题：情绪因何而起，为什么人会自我攻击、自我毁灭，为什么人会争斗，以及为什么改变总是很困难。冲击疗法整合了这些理论，并且适合大多数治疗方法。但是，严重依赖以人为中心的治疗或精神分析的咨询师会不习惯使用本书中的技术和思想，因为这样会限制他们过多地使用镜映。

由于冲击疗法是理论驱动的，我们会介绍冲击疗法的主要理论以及冲击疗法咨询师如何使用这些理论。我们仅仅是简要叙述一下，因为读者可以利用互联网或其他深入描述这些理论的资源来深入学习。

理性情绪疗法 REBT

多年来，我们使用的所有咨询理论中，理性情绪疗法（REBT）一直是最有帮助的，因为它阐明了人的情绪由何而来。我们认为每个咨询师都应该理解 REBT 的基本前提，即认知决定情绪。（有关 REBT 的更多信息请参见 Walen，DiGiuseppe，& Dryden，1992）的《理性情绪疗法实践者指南》。）

咨询要帮助人们改变情绪和行为，最好的方法之一就是帮助人们改变消极的自我暗示。REBT 使用 ABC 模型来描述情感来自哪里，A 是激活事件、人物或情境；B 是认知、自我暗示或不合理信念；C 是 B 的结果或感受。大多数人认为 A 会导致 C，但是 REBT 认为 B 导致 C——对某一事件、情境或人物的不合理、错误或夸大的认知，会让人感到不安。例如，一个学生被其他同学起绰号，REBT 咨询师会看到如下所示的问题。

激活事件 A＝被起绰号

认　　　知 B＝没有人喜欢我

　　　　　　　我永远不会有任何朋友

　　　　　　　我一定是他们口中的我

　　　　　　　这太糟糕了

　　　　　　　我无法忍受他们给我起绰号

结果/感受 C＝很糟糕

REBT 咨询师通常会向来访者传授这样的理念：不同的认知引起了不同的情绪。咨询师通过使用各种咨询技术来与来访者的认知辩论，让他明白之前的自我暗示是不真实的。与自我暗示的辩论通常采取挑战来访者认知准确性的形式。使用前面的例子，REBT 咨询师会说："真的没有任何人喜欢你，还是只有这几个人不喜欢你？那几个孩子不想成为你的朋友，这是否意味着你永远不会有任何朋友？你确定他们给你起了绰号，你就变成了他们所说的那样吗？如果他们叫你蠢驴，你会不会变成一头傻乎乎的驴呢？你无法忍受，还是只是当别人给你起绰号时感觉不舒服？"

REBT 咨询师和冲击疗法咨询师都会通过挑战措辞、逻辑和错误结论与来访者的负面自我评价辩论。冲击疗法咨询师经常会增加视觉化和创造性的方法来质疑来访者的自我暗示。因为许多来访者对看到的比听到的印象更深刻，所以冲击疗法咨询师通常写两列句子，不准确和准确或非理性和理性。如下所示。

不准确	准确
没有人喜欢我。	这些孩子不喜欢我，但是别人喜欢我。
我永远不会有任何朋友。	我有一些朋友；我可以不跟这些孩子做朋友。
我一定是他们所说的那样。	人们无法改变我。因为他们给我起的绰号并不会成为现实。
我无法忍受他们给我起绰号。	我不喜欢被起绰号但我可以忍受。我非常希望他们没有那样对我。

感觉不好	感觉良好

冲击疗法咨询师指出，如果你把左边的话讲给自己听，会引起不好的感觉，而右边的话会让自己感觉良好。把这些话写出来对来访者非常有帮助，使用书面的方式有助于把咨询聚焦在改变自我暗示上。

冲击疗法咨询师将 REBT 纳入冲击疗法的方式还有很多。通常情况下，冲击疗法咨询师会要求来访者用 1~10 对某事或某人打分，如对工作、配偶、兄弟、老板或父亲进行评分。如果一位来访者给她的老板打了 4 分，咨询师可以问："当你和你的老板一起工作时，他 4 分的不良表现与你希望他是 8 或 10 但他不是，这两者哪个更让你生气？"经过几分钟的讨论后，白板上的内容应该是：

不准确	准确
他应该是 8。	我的老板是 4。
我无法忍受它。	我能忍受它。我不喜欢它。我需要调整期望以符合现实。

咨询师试图通过视觉化呈现来访者的不合理期望，来产生冲击。来访者往往对写出来的东西印象更深刻，这可能是因为它比说出来的东西在面前停留的时间更长。

REBT 的另一个创造性用途是让来访者评估过去几年其生活的某些方面，以便来访者可以看到情况下降的趋势。例如，婚姻衰退的视觉图可以让来访者明白她对婚姻质量正在变好的想法是不现实的。

咨询师：我们来看看你的婚姻情况。我希望你用 1~10 来给过去几年中的婚姻进行评分，10 表示很好，1 表示很糟糕。（来访者照做了。）

咨询师：你说事情会变得更好，但你的婚姻趋势却是这样，我觉得你的想法不现实。请告诉我，这张图说明了什么？

来访者：(盯着图)这张图让我很难有任何希望。我从来没有想过现实是这样的。我只是一天一天地过日子，希望婚姻会变得更好。

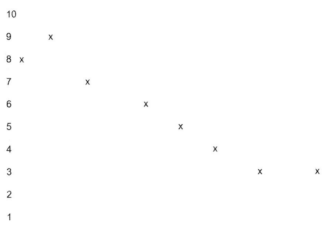

将 REBT 与创意绘画相结合是冲击疗法咨询师经常使用的方法。从某种意义上说，这幅图反映了来访者不现实的想法，她希望婚姻会自动变好。冲击疗法中经常使用评分、列表、框或圆圈。在下一个案例中，冲击疗法咨询师通过画圈来帮助来访者反思对现实的误解。

咨询师：我画两个示意图，你看看哪一个能准确描绘你们的关系。

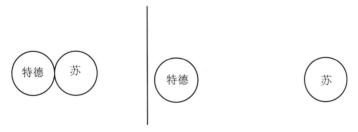

咨询师：特德，你一直在说你和苏依然有联系，然而她告诉你这段关系已经结束了。如果是像右边这幅图的话，我看似乎未来很不乐观啊。哪一幅图真正描绘了你们的关系？

来访者：我不希望是右边的那个。

咨询师：(用一种非常和善的声音)我知道，但我想你知道哪一个是真的。为了让你变得更好，你必须明白苏已经和你分手了。让我们看看，如果没有她你应该怎样生活。

来访者：我想要苏。(停顿)我知道，苏不想要我，她想分手。

咨询师：她已经和另一个男人在一起了，这在我看来她已经准备开始新生活了。

冲击疗法咨询师在 REBT 框架中对问题进行了概念化，并利用示意图来质疑来访者的错误认知。示意图让来访者以更清晰、具体的方式看待这段关系。

冲击疗法咨询师也将 REBT 与格式塔理论结合使用。冲击疗法咨询师经常使用两把椅子，一个代表来访者的非理性自我暗示，一个代表来访者的理性自我暗示。

咨询师：我会让你与你自己对话，这样你就可以听到你的自我暗示，甚至与其辩论。坐在这个代表非理性自我暗示的椅子上，并且说出一个让你感到内疚的想法。

来访者：(坐到非理性的椅子上，然后思考几秒)我的责任是让我的母亲每天都快乐。

咨询师：现在坐在代表理性自我暗示的椅子上。你想对你非理性自我暗示说些什么？

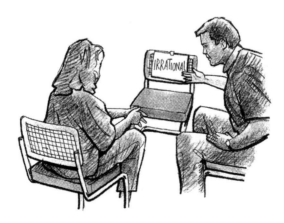

来访者：(坐到理性的椅子上)看，她生理和心理上都生病了，她喜欢沉溺于自怜。我不是精神病医生或其他医生。让她开心并不是我的责任。我已经尽我所能了。

咨询师：(请来访者转移到非理性的椅子上)非理性的回应是什么？

来访者：我必须照顾她。我应该能够让她开心。其他人都放弃了她。只剩我还关心她。

　　咨询师：坐在理性的椅子上，看看你能反驳吗？

　　来访者：（改变座位）我不能一直在那里。我需要一些时间给我自己。我没有抛弃她。我会尽我所能，但每天都要去见她真的太痛苦。此外，这也没法帮到她。

　　咨询师：再次坐到非理性的椅子上。

　　来访者：（改变座位）如果我不去看她，这就说明我不爱她。她一直这样说。

　　咨询师：理性的回应是什么？

　　来访者：（改变座位，坐了很久）我不知道该说些什么。

　　咨询师：让我坐在那里，我会给你一个合理的答案。（咨询师坐到理性椅子上）不去看妈妈与是否爱她无关。我当然爱她。只是每天都去实在太累了。我已经建议她搬到我这里，但她拒绝了，因为她想离她的医生近一点。

　　使用两把椅子与不合理的自我暗示辩论是一种常用的冲击治疗技术。冲击疗法咨询师运用创造性格式塔技术和 REBT 相结合的方式帮助来访者再现非理性想法，并与之进行辩论。在这个实例结束时，冲击疗法咨询师扮演了理性的角色，因为来访者不知道怎样反驳非理性的想法。有些咨询师不愿扮演理性的角色，因为他们认为来访者能够自己与非理性辩论。冲击疗法的目标是让来访者改变自我暗示。有时候咨询师会等待来访者自己进行辩论；但是如果来访者做不到，比如这个例子，咨询师会向来访者告诉他们什么是理性的自我暗示。

交互作用分析疗法（TA）

　　上面我们提到 REBT 是我们担任咨询师多年来所学到的最重要的理论。第二重要的理论是交互作用分析疗法（以下简称 TA）。TA 是每位咨询师都应该知道的理论，它是冲击疗法的重要组成部分，也是分析来访者和人际关系互动的重要理论，包括咨访关系，因为它是一个描述人际互动和行为的理论。

　　TA 的理论认为，每个人都有三种主要的自我状态：父母型、成人型和儿童型。来访者的表现及与他人的互动取决于哪种状态占主导，童年时期不同的自我状态都会发展。早期的信息和信念被记录在不同的自我状态中，其中一些记录在人们的脑海中不断播放。当来访者被批评的父母型和消极的儿童型自我状态主导时，就会出现问题。

　　根据 TA 的理论，儿童型自我状态有可能是积极的（正常的或自由的）也有可能是消极的（反常的或取悦型的）。消极的儿童型自我状态，表现出对自己的糟糕感觉。低自尊、无价值感和总认为自己不够好的感觉都存在于消极的儿童型自我状态中，这种状态主导下的来访者往往有肩膀下垂、坐立不安、噘着嘴、眼神飘忽不定等表现。他们说话的声音可能是阴沉、带着哭腔、快速、响亮，或者他们害怕说"我毫无价值"，"我不好"，"我什么都做不好"。

消极的儿童型自我状态有时也被视为取悦型，因为被这种状态主导的人，有强烈的取悦别人的愿望，并通过不断努力达到别人的期望以得到认可。他们不会自主思考，而是按照别人的期望生活。

被正常的或自由的儿童型自我状态主导的人对自己感觉良好并喜欢玩得开心。他们享受生活，经常大笑、微笑或玩耍。他们有好奇心，在做新事情时会感到兴奋。

父母型自我状态分为两部分：批评型父母和滋养型父母。许多来访者被强大的批评型父母自我状态所主导，因此他们与其他人打交道很困难。他们对他人、有时甚至是对自己是批判和批评的。被这种状态主导的人，说话的语气往往是尖刻的、居高临下的或惩罚性的，还总是指指点点、双手交叉、下巴上扬、眼睛上翻带有厌恶的表情，还经常说"应该""必须""不"和"永不"等词语。

滋养型父母是积极的自我状态。这种状态主导的人，往往会给别人抚慰式的身体接触、轻拍背部、微笑或关切的表情。他们说话的语气是支持的、关心的、温暖的、鼓励的，如"你可以做到"，"我会帮你"和"我爱你"。遗憾的是，对于来访者来说，这种自我状态往往是欠缺的，因为他们的父母没有给他们做好榜样。许多人无法培育自己的这部分自我状态，所以他们去寻求别人的帮助。

成人型自我状态是人的理性思考部分，就像是我们思想中的电脑。一个心理健康的人会有强大的成人型自我状态，因为这样的人善于思考。这种状态占主导，人是轻松而不紧张的。他们说话的语气冷静、直接、自信，跟别人交流时有恰当的目光接触和会谈，并且经常使用"我们谈谈""很不幸""让我想想这个"等语句。

冲击疗法咨询师以各种不同的方式使用 TA。咨询师教来访者 TA，然后将其用于来访者，以帮助他理解他为什么会遇到问题。那些在家里或工作中有沟通问题的来访者可以从分析自己和对方的自我状态中获益。TA 的另一种使用方式是观察来访者在整个会话期间的自我状态。冲击疗法咨询师通过观察来访者的说话语气、肢体语言和谈话内容来确定来访者的自我状态。一个冲击疗法咨询师在会见来访者时立即使用 TA，因为他需要一直对来访者的自我状态保持警觉。咨询师也要知道来访者在何时转换了自我状态。TA 为冲击疗法咨询师提供了一个很好的示意图，以便在会谈期间了解来访者，并了解来访者在日常生活中如何与他人互动。

冲击疗法咨询师通常会解释 TA 的基础知识，然后分析某种情况下来访者的自我状态。通常，冲击疗法咨询师会用图画的方式呈现出来访者的自我状态。如果是人际关系问题，咨询师还会画出相关人的自我状态。这样一来，来访者就可以直观地看到自己的交互模式。冲击疗法咨询师往往会根据自我状态大小和具体情况来绘制的这些图画。冲击疗法认为，如果来访者加强自己的成人自我状态，他们所面临的状况就会发生改变。咨询师会让来访者清楚地了解自己的自我状态，并帮助他们发展成人自我状态，以此使成人自我状态更强大。当来访者知道如何挑战自己的所言所行时，其成人自我状态也能得到加强。

（注意：这只是对 TA 的简要概述，许多材料可以清楚地解释这一理论，想了解更多信息的人，请自行查阅、学习。）

以下示例显示了冲击疗法咨询师使用 TA 的一种方式。咨询师将 TA 与一些创新技术以及 REBT 相结合以帮助来访者。

咨询师：（在上一次会谈中讲授了 TA 的基础知识）我用下面这张图（图中 A 表示成人型自我状态，C 表示儿童型自我状态）来展示你和你妈妈之间的互动情况。当醉酒的妈妈走进你的房间时，你的成人型自我状态正为你的历史考试而读书；但当你妈妈开始嘲笑你懒惰、愚蠢、不关心她时，你的儿童型自我状态变得越来越大。最后你的儿童型自我状态很强大，而你的成人型自我状态很小。

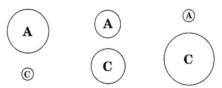

妈妈进来以前　妈妈进来并开始说话　妈妈离开

咨询师：这样的描绘是否准确？

来访者：是这样的。我不知道当她攻击我时该如何避免转向儿童自我状态。她说了那么伤人的话。

咨询师：你说得对。她确实这样。你可以通过使用你的成人自我状态这个"盾牌"来抵挡这些想法。当她进来时，你要这样告诉自己：妈妈喝醉了，她不知道自己在说什么。这不是我的问题。伊内兹，你必须使用成人自我状态来保护自己，因为你的儿童自我状态受到你妈妈的批判型父母自我状态的攻击。我用这张图（图中 CP 表示妈妈的批判型父母自我状态，Adult Shield 表示盾牌，C 表示来访者的儿童自我状态）来表示。

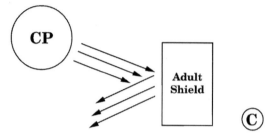

来访者：我该怎样使用这个盾牌呢？

咨询师：成人自我状态能帮助你意识到你妈妈喝醉了，而喝醉的人常常说些残酷、麻木不仁的话，这话都不是出自真心。来，拿着这个盾牌。（给来访者一个 12×12 的有机玻璃）当有人批评你时，你的成人自我状态说，保护自己。（咨询师试着用手指戳来访者，来访者抬起盾牌阻止咨询师）对，就是这样做。盾牌让我无法接近你。你的盾牌就是，告诉自己："妈妈醉了，她又说这些话了。这与我无关。"用这个盾牌，你可以抵挡她的批评，并阻止启动消极的儿童自我状态。

来访者：你的意思是说不听她的。

咨询师：她说的不是事实，都是醉话。当她喝醉的时候，不要听信她。也许在她清醒的时候也可以不听她的。你需要把盾牌一直放在手边，否则你会转向儿童自我状态。有个问题要问你：即使你只有 14 岁，但是你和你妈妈谁的成人自我状态更强大？

来访者：但她是成年人。她不应该有更强大的成人自我状态吗？

咨询师：成人自我状态是人的思考部分。这部分能够面对现实并进行思考。谁有更多成人自我状态，你还是你妈妈？

来访者：（想了一分钟）我想我明白你的意思了。可能我有更多的成人自我状态，这很可悲。我想让她成为成人和父母，但大多数时候都不可能。

咨询师：TA 理论对你是否有帮助？

来访者：很有帮助！它让我明白了我面对的问题是什么。在此之前我头脑一片混乱，现在我必须记住：保持我的成人自我状态，使用我的盾牌。

在这个例子中，冲击疗法咨询师将 TA 与创造性的画图、盾牌和模拟戳刺结合在一起，希望来访者听到、看到并体验到不同的自我状态。冲击疗法经常会用到 TA 绘图，因为来访者通常从看而非听中获益更多。冲击疗法咨询师会进行各种绘画，如使用不同大小的自我状态(下图 1、2。图 1 中 P 代表父母自我状态，A 表示成人自我状态，Not Okay Child 表示消极儿童自我状态。下图 2 中，NP 表示滋养型父母自我状态，Critical Parent 表示批评型父母自我状态，A 表示成人自我状态，Adapted Child 表示取悦型儿童自我状态，FC 表示自由型儿童自我状态)，成人自我状态被批评型父母自我状态和消极儿童自我状态排挤(下图 3 顶部中，A 表示成人自我状态，CP 表示批评型父母自我状态，Hurt C 表示消极儿童自我状态)，成人可以自由沟通(下图 3 底部)，父母、儿童、成人三种自我状态重叠(下图 4)。另一个非常有用的绘画是自我状态条形图(Ego Gram)，用条形图表示不同的自我状态(下图 5)。来访者经常将图纸带回家或用手机拍照保存下来，从而提醒他们生活中发生的事情。

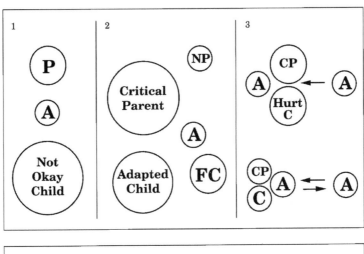

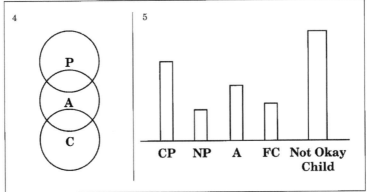

如果我们必须选出冲击疗法中最常用、最有帮助的工具，它会是用来代表儿童自我状态的儿童椅。在讨论来访者的儿童自我状态时，拿一把儿童椅并让他看

着它或坐上去的效果往往是相当深刻的。他们的儿童自我状态变得真实，特别是当他们坐在椅子上时很快就会体验到孩子的感受。

来访者：当我看到我妻子跟别人聊天时，我非常沮丧。我会做各种事情让她离开那样的场合，假装生病、发脾气、抓住她、打断他们谈话……我控制不住自己。

咨询师：你并不是控制不住自己。罗恩，这代表一个被吓到了的小男孩。（拿起儿童椅）据我了解，如果你没学会控制这种消极的儿童自我状态，你妻子会真的离开你。这是上周你们来咨询时她跟我说过的话。但是这周六，你又犯了同样的错误。

来访者：（盯着椅子）我从来没有感受到安全的人际关系。当我5岁时，妈妈经常离开我们。有时我们和祖母一起生活，有时和戴夫叔叔一起，还有一段时间是在佩姬姨妈那里。

咨询师：（因为知道如果事情没有立即改变，罗恩的妻子就会离开，所以使用一种温暖而坚定的声音说）我理解你当时的感受，但那至少是25年以前的事了。忘记过去，着眼现在。过去的事情我们无法改变。现在的问题我们可以努力解决。如果我们不尽快做出改变，你的妻子很可能会离开你。当你与你的妻子相处时，你是受成人自我状态（指着一把普通椅子）主导还是受儿童自我状态主导？

来访者：儿童的。

咨询师：我们要做的就是让你离开儿童椅。（TA 和 REBT 并用）罗恩，是什么样的自我暗示让你处于儿童自我状态？

来访者：我知道她会离开我。我对她不够好。她会找到比我更聪明或者更富有的人。我离不开她。我成天都在想这些。

咨询师：我知道你一直担心她会离开，凯莉对此很烦恼，而且情况越来越严重。我们需要开始谈论为了改变现状你可以做哪些具体的事情。请坐到成人椅子上。（来访者照做了）成人自我状态下，你该如何看待妻子正在和别人聊天的事？

来访者：我想我得从其他角度看问题。

咨询师：完全正确。让我们看看在儿童自我状态下你对自己说的话，然后我会帮助成人自我状态挑战消极的、自我挫败的想法。

在这个案例中，冲击咨询师用儿童椅帮助来访者看到他需要加强成人自我状态。案例的最后咨询师开始使用 REBT 来帮助来访者加强他的成人自我状态。

本书中，有许多使用儿童椅、成人椅子和父母椅子的例子。为了让某些互动更加戏剧化，咨询师经常站在椅子上代表父母型自我状态。

格式塔疗法

格式塔疗法的一个主要前提是提高来访者的意识(佩里斯，1969)。格式塔疗法中通常使用空椅子来把来访者的问题形象化。冲击疗法咨询师有多种方法来增强意识，包括与空椅子交谈的强大技术，让来访者联结自己的感受或想法。坐在椅子上(如前所述)无疑提高了来访者对她放在椅子上的人以及她在儿童椅上的感受的觉察。

为了加强觉察，冲击疗法咨询师会使用各种活动。例如，如果来访者有一个控制欲很强的合作伙伴，咨询师可以让来访者站立并向前走，而咨询员则将其拉回来。这有助于来访者更好地理解自己是如何被目前的关系所阻碍的。

咨询师：现在让我们站起来。(两人都站起来)给我你的手臂，现在我想让你试着前进，体验被阻碍的感觉，想想是什么和谁在阻止你。

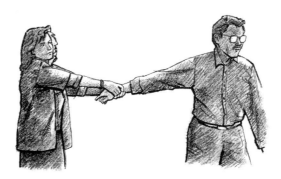

格式塔疗法和冲击疗法的另一个重点是帮助来访者完结他们的未完成事件。格式塔咨询师和冲击疗法咨询师并不担心帮助来访者探索他们的未完成事件，这些任务往往与他们的家庭出身、性别、感到羞耻的事或曾经被遗弃有关。冲击常常发生在来访者通过深层情绪进行工作时，而这些情绪是由几周、几个月或几年前发生的某些事件引起的。

冲击疗法咨询师使用格式塔疗法让来访者理解自己的感受，然后使用其他理论(TA，REBT 或现实疗法)来帮助来访者了解和重构情境。在下面的例子中，冲击疗法咨询师使用格式塔疗法和其他理论和技术将咨询聚焦并深入下去。

来访者：我害怕我的父亲。但我不知道为什么。他曾经花很多时间陪伴我。

我们一起钓鱼，我喜欢钓鱼。我随时可以钓鱼，但现在我……

咨询师：（用柔和稳重的声音打断来访者）等一下。让我们来看看你为什么害怕你的父亲。（用格式塔疗法，拿一把空椅子并站在椅子上，代表爸爸）如果你父亲在这里，你会对他说些什么？

来访者：（盯着椅子，怯懦地看着爸爸）爸爸，为什么你对我做的任何事情都不是支持的态度？自从我不踢足球后，你对我的看法就变了。虽然你曾经是橄榄球明星，但我不能……为什么你不爱现在的我？

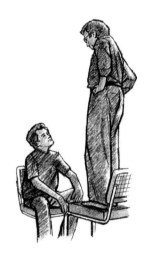

咨询师：你有没有向你父亲说过这些事情？

来访者：不，我做不到。

咨询师：为什么不？

来访者：因为我不知道他会做什么。

咨询师：（从椅子上下来）在爸爸的椅子上坐下来，然后回应。

来访者：（坐到爸爸的椅子上并盯着自己刚才坐的椅子）我不知道他是否会生气、受伤或担心。我真的不知道他会说什么。

咨询师：回到你的座位。（使用 REBT）让我们谈谈是哪些自我暗示阻止了你跟爸爸说这些话。

来访者：我很害怕。

咨询师：你害怕他会做什么，比如打你，还是你害怕他会说什么或想什么？

来访者：害怕他会感到失望。

咨询师：但你刚刚说你不知道他会有什么感受。请你这样告诉自己。"如果我告诉爸爸我的感受，他会感到沮丧，那会很糟糕"。但是你也确实说过，他可能不会感到不安，而是对你很关心。是你想到了最糟糕的事情，然后告诉自己你无法忍受最糟糕的事情发生，从而不敢对他说出心里话，对吗？

来访者：我想是的。

咨询师：让我们更多地关注你的自我暗示，看看它是否真实。

咨询师将格式塔和 REBT 结合起来，集中精力进行会谈。咨询师意识到来访者需要澄清他害怕的事情，然后才能明白是什么引起了他的恐惧。

跨理论模型

我们认为每位咨询师都应该注意到普罗查斯卡和诺克罗斯(2009)提出的跨理论模型。跨理论模型的主要前提是人们处于不同的变化阶段，咨询师在考虑使用理论和技术时需要知道他们的来访者所处的阶段。这个模型中的各阶段包括：

前意向阶段(尚未准备好改变)；

意向阶段(准备改变)；

准备阶段(准备改变)；

行动阶段；

保持/巩固阶段。

处于前意向阶段的来访者不会对 TA 或 REBT 做出回应。(这些人通常不是自愿来接受咨询的)对于那些处于前意向阶段的人，在建立良好咨访关系的过程中，创造性的技术有时可以帮助来访者从前意向阶段转变为意向阶段。对于意向阶段的来访者来说，运用理论和创造性的技术可以帮助来访者对自己想要做的改变下定决心。冲击疗法咨询师经常使用额外的椅子来向来访者表明他们可以改变，为了做到这一点，他们需要转移到另一个椅子上。事实证明，这种具体做法往往是有帮助的。冲击疗法对于准备和行动阶段的来访者非常有帮助。我们强烈鼓励任何不熟悉"改变阶段"的读者上网阅读，广泛学习关于如何在各种来访者中运用这一理论的资料。

理论整合的补充实例

有时，冲击疗法咨询师会使用 REBT、TA 或现实疗法等理论，而其他时候则会整合多种理论，并使用创造性的技术。重要的是注意咨询师如何专注于会谈，而不是让来访者继续讲故事。在下面的实例中，咨询师希望本次会谈具有影响力，并明白什么时候把 REBT 的方法教给来访者最有帮助。

案例 1

来访者：让我告诉你他们还说了些什么。他们说……

咨询师：（寻求会谈的重点）莉比，我会阻止你，因为他们说什么并不重要。对我们来说更重要的是看看你对他们说话内容的理解。我想写下你的自我暗示，这样你就可以看到你告诉自己什么。

来访者：你说的是什么意思，我的自我暗示？你是说我暗示自己什么吗？

咨询师：（用冷静的声音）人们都会自我暗示，只不过通常自己并不知道。我这样，你这样，每个人都这样。我来给你展示这个 ABC 模型，它有助于理解我们的情绪来自何方，及自我暗示对情绪的重要影响。（走向白板并开始写作）A 是团聚时发生的事情以及大家对你的议论。C 是你愤怒的感觉。B 是你关于 A 的自我暗示。这就是我想要展示的东西。

在本例中，冲击疗法咨询师打断来访者以使其集中注意力。她利用恰当的语音语调、书写、理论和指导，帮助来访者更好地了解在聚会时的愤怒。

案例 2

在这个案例中，冲击疗法咨询师使用伍伯丁现实疗法中的 WDEP 技术来建立契约并专注于咨询时段。

来访者：我跟我父母又大吵了一架。因为没交数学作业我又得了 0 分。爸爸妈妈对此很愤怒，他们拿走了我的手机，还说如果成绩提高不了，我就不能再去摔跤队了。这太不公平了。我讨厌和他们一起生活！

咨询师：（使用现实疗法）让我们回顾什么是你想要的。

来访者：我不知道。为什么他们不能让我一个人过我想要的生活呢？

咨询师：我想教给你一个摆脱烦恼的方法。它被称为 WDEP，（走向白板并写下四个字母：WDEP）W 代表愿望。你的愿望是什么？

来访者：希望他们相信我，让我摔跤。（写在白板上）

咨询师：D 代表行动。你现在做了什么？

来访者：你是什么意思？

咨询师：为了实现继续去摔跤队和被信任的愿望你做了什么？（直截了当的语气）也就是说，你现在正在做什么？

来访者：呃，不交作业、不学习、成绩不好、对他们大喊大叫……（咨询师把这些写在白板上）

咨询师：E 代表评估。你现在的行动能让你实现愿望吗？

来访者：不，我想不能。（咨询师在字母 E 旁写下"没用"）

咨询师：P 代表计划。如果你希望他们信任你，而你现在的行动不起作用，那么我们应该讨论一个能让你实现愿望的计划。我希望我们把你的计划写出来，等我们写完后，你就可以把它抄下来，回家时你就可以执行计划了。

W——愿望	我想摔跤
D——行为	不交作业
	不学习
	成绩不好
	对父母大喊大叫
E——评估	没用
P——计划	准备一份能够实现愿望的计划

要知道理论怎么强调都不为过。冲击疗法咨询师必须对许多理论有所了解，并在对来访者有帮助时，能够自如地使用它们。

时机

时机对咨询至关重要。确实有的时候，咨询师会想要转换节奏，变慢、加快、转换话题或者把咨询推向更深层次。这些转换太快或太慢，都会影响咨询效果。冲击疗法咨询师特别注意选择合适的时机。虽然他们希望在会谈期间产生冲击，但并不是要过于突然或对时机不敏感。如果咨询师不注意时机而使用创新技术或理论，来访者可能会因为自己没有准备好处理这个问题而产生愤怒。

我们给学生上课或在工作坊督导实践时，注意到另一个关于时机的错误做法，即放过一些本应该被注意和汇集的话题或问题。之所以犯这样的错误，有时候是因为咨询师想避免一些沉重的话题，有时候是因为他们想推动咨询走向深入而忽略了一些重要问题。在尝试某种技术或策略时，咨询师需要选择合适的时机，而判断时机是否合适的最佳方法是仔细观察来访者。通常情况下，根据来访者的反应，咨询师就能知道时机对不对。咨询师要观察来访者是否准备充分、接受程度如何以及对咨询内容的理解程度。注意把握时机的咨询师知道什么时候让来访者更深入地了解痛苦、什么时候暂停以及什么时候离开痛苦。

由于时间安排非常个性化，因此不可能提供关于如何进行聚焦和汇集的具体指导。但是，适当的时机至关重要。咨询师选择时机的另一种方式是直接询问来访者，当下是不是探索某个问题的好时机。

不当的时机

案例 1

这是第一次咨询开始后的前 10 分钟。

来访者：对你和这次咨询我还不太确定。我心里有很多我不知道的东西。我父亲让我过来。天啊，我真讨厌那个男人。

咨询师：我们开始吧。我想让你看着这把空椅子，想象你的父亲坐在这里。你会对他说什么？

来访者：你在说什么？我不打算对着空椅子说话。

咨询师：但你好像对你父亲很生气。

来访者：我甚至不知道是否要继续和你说话，但我肯定不会让你告诉别人我曾经和一张空椅子说过话。

咨询师准确地评估了来访者需要与他的父亲一起处理他的问题，但时机不合适，因为来访者刚刚提到他还不确定是否希望进行咨询。咨询师的错误在于，在建立良好的咨访关系和达成契约之前就去着重讨论咨询的主题。

案例 2

来访者：（低着头，她的声音中充满痛苦）对我来说，重提强奸的事很困难。我做不到。也许在之后的咨询中，我和你相处更舒服的时候可以。

咨询师：你可以相信我，我保证。告诉我有关强奸的事情，以便我们了解下一步该做什么。

咨询师明白需要帮助当事人了解她对强奸的感受，但时间不合适。咨询师需要给来访者一些时间来让他们感到舒服。

恰当的时机

案例 1

来访者：我只是为我爸爸感到难过，他必须忍受我妈妈。(开始流泪)她病了，喜欢骂人且态度消极。(用讲故事的声音)上周，她带我去商店买东西，我们吵了起来。我说她很刻薄，她很不高兴。

咨询师：(意识到眼泪很重要，用一种温柔的、同情的声音)康妮，你为何而流泪？你流泪的原因很重要。

来访者：(低下头，安静的声音)我爸爸。在这个世界上他是对我最重要的人，他得了肝癌快死了。我一直在想这事，但他不让我告诉任何人。他认为这是他的私事。

咨询师：(用一种温暖的、滋养的声音)听到你爸爸的事我很难过。我觉得，把这样痛苦的事情说出来对你是好事。再跟我说说你爸爸和你的感受吧。

来访者：(啜泣)医生说他最多能活 6 个月。昨晚我们聊了这些。

在这里咨询师抓住了很好的时机，并了解了一些很重要的信息。咨询师决定从谈论母亲转变为分析导致流泪的原因。眼泪似乎比她妈妈的问题更重要。其他咨询师通常只追踪来访者的故事而不干预，而冲击疗法咨询师则认为在合适的时机转变话题，可以给咨询带来冲击。

案例 2

来访者：(用非常消极、愤怒的语气)我不知道我为什么在这里。这是法官的错。是她把我抓来的。

咨询师：(决定不提偷盗和袭击女警察)我们别谈你来这里的原因了。让我们谈谈你的生活。

来访者：(用非常愤怒的声音)我的生活很好。我不喜欢跟叔叔阿姨住在一起。

咨询师：(决定忽视愤怒的声音，也知道来访者的妈妈因谋杀而入狱，但不知道来访者是否准备好谈论这件事，使用冷静的声音)我们可以谈谈跟其他亲戚的关系，或者谈谈你想谈论的任何事情，音乐、朋友、学校——任何事情都可以和我说。

来访者：我喜欢我的朋友。我们都喜欢音乐。我们正试着组建一个团队。我们每周在戴尔家练习两次。我弹吉他。

咨询师：（试图建立融洽的关系，并意识到来访者还没有准备好谈论与她被捕有关的任何事情）这很好。你这样做了有多久了？

来访者：近一年。

咨询师：你们演奏什么音乐？

在这个例子中，咨询师可以感觉到，如果他试图专注于某些相关问题，她可能不会说话，所以咨询师只是抛出了各种话题。注意变化的适当时机和阶段以及对良好咨访关系的需求，他明白最重要的是建立融洽关系，而不是像一个咨询师一样谈话。

指导

指导是冲击疗法的一个重要组成部分。冲击疗法咨询师意识到有时向来访者提供指导是必要的。但有很多培训会对咨询师提供指导提出批评，并且主张指导不应该成为咨询的一部分。在多年的实践中，我们发现提供指导有时是绝对必要的，特别是学校咨询师需要这样做。通常提供指导不是咨询师的主要职能，但很多时候这对来访者是有益的。好的咨询师不应该觉得花时间向来访者提供他所需的信息是错误的。冲击疗法咨询师可能会发现，自己在咨询过程中教给来访者很多知识，如情绪来自何处、如何过上更平衡的生活、如何获得乐趣、如何及在哪里与人见面、酒精对家人的影响、压力管理、性行为、节育、良好的仪容、育儿、更年期、节食、锻炼等。

指导需要在合适的时机、经过深思熟虑并以让来访者获得有用信息的方式提供，这一点非常重要。新手咨询师往往出现两个极端情况，要么一直不教，要么错误地用讲课或将咨询变成课堂的方式无效地指导。以下例子将说明冲击疗法咨询师如何提供指导。

案例 1

来访者：我从来没有正式工作，只是打零工。在进入治疗之前，我醉酒的时间比清醒的时间长。这是我 15 岁以来清醒时间最长的一次。我不知道如何找工作。

咨询师：我可以帮忙，但你究竟是不知道如何找工作，还是没有准备好找工作？

来访者：我不知道如何找工作。如果你能给我介绍一份工作，我现在就可以去。我想工作。

咨询师：既然是这样，我想我可以给你一些关于如何找工作的信息来帮助你。有很多事情需要做，而且为了能找到工作，你必须把这些事情都做好。因为说不定哪件事就会让你找到工作。最重要的是弄清楚你想找什么样的工作，然后开始查看报纸和有可能招聘的企业是否有职位空缺。你知道你想找什么样的工作吗？

来访者：呃，不太清楚。我要怎么弄明白？

咨询师：让我告诉你一些解决这个问题的方法。

咨询师认为来访者对如何找工作知之甚少，所以她决定教他。她认为，时间花在提供指导上比等待来访者自己弄清楚要好得多。此外，真正影响这位来访者的是找到一份工作，而不是弄明白如何找到工作。

案例 2

来访者：我不知道去哪儿认识人，更不知道怎么去认识他们。

咨询师：我有一些想法。你想听听吗？

来访者：我愿意，因为在过去的 20 年里我不必与人见面——你知道的，包括结婚和接触其他所有人。

咨询师：我来给你一些关于在哪里接触人的想法。你可以在任何地方见到人们，在杂货店、教堂、图书馆、散步时、餐馆、酒吧和其他数百个地方。此外，在交友网站上，你也可以很容易地接触人。

来访者：我尝试过使用网络。我的表弟想帮助我使用网络。我从未想过在图书馆、散步时或杂货店认识人。你是怎样做的？

咨询师：你可以通过发表评论或提出问题开始对话。

来访者：我该怎么做？

咨询师：我会教你一些方法，然后练习。为了改变你的生活，你需要开始与人见面。我可以教你，希望你能在这次和下一次会谈之间尝试你学到的方法。

来访者：我不知道。这听起来很可怕。

咨询师：这可以理解。许多人在尝试新事物时都会吓到自己。我们先来谈谈要说什么、怎么说，然后再看看如何通过改变头脑中的自我暗示来减少恐惧感。

咨询师看到来访者过着非常害羞、隐居的生活，决定教她如何与人见面。他还意识到帮助她解决恐惧问题，但他一直专注于接触人的话题，而不是急于将人和恐惧两个主题结合起来。他想先教更多关于认识人的方法，然后再教 REBT 以及如何反驳消极的自我暗示。

案例 3

咨询师：很明显，你和你哥哥经常吵架，而你不喜欢这样。

来访者：是的，我讨厌这样。

咨询师：让我给你展示一个模型，它可以帮助你理解你和你哥哥之间的互动。你是否曾学习过交互分析，也叫 TA？

来访者：不，没有。

咨询师：我们每个人的内心都有三个部分，或者说是自我状态。让我把它们画在这里然后一一告诉你。这三部分分别是父母、成人和儿童。（咨询师边画边介绍）

咨询师会花 5～10 分钟时间来讲解 TA 技术的主要原理。

案例 4

咨询师：在我看来，你不知道你的感受来自哪里。我想我会花几分钟教你一个理论，关于自我暗示如何影响我们的感受。你说你不知道为什么你会这样做，这是一个很好的开始。等我解释完这个理论，我们就来看看你刚才说的那些愤怒从何而来。我讲的是 ABC 理论模型。（咨询师画出 ABC 模型）

咨询师会花 5～10 分钟时间讲解 REBT 的主要原理、与来访者进行交流并结合她生活中的例子。

在这四个例子中，咨询师都看到了来访者需要解决问题的信息。咨询与教学无关，但有时候教给来访者指导对他们很有帮助。因为，你的职责就是帮助别人。

培训

冲击疗法咨询师知道咨询有时涉及培训。培训是指让来访者通过不断练习和接受反馈的方式学习新技能。冲击疗法咨询师意识到，有时候培训来访者如何做更好的事情是有帮助的，因此咨询有时类似于辅导。这样做的原因是，很多时候来访者很少或根本不知道如何去做出对他们的生活有价值的改变。增强自信心、工作面试、与家长交谈以及结识新朋友都是咨询师可以进行的培训内容。另外两个非常重要的培训内容是如何滋养自己和他人，以及如何思考或使用成人自我状态。来访者往往不知道如何善待自己，因为他们没有这种行为的参照，也不知道如何为自己思考，因为他们一直依靠别人来为他们思考。

与大多数咨询内容相比，培训常常会呈现出不同的面貌。培训通常包括讨论，然后是角色扮演或练习，然后是反馈。反馈后，有更多的练习和额外的反馈。重点在于学习新的行为或技能。当来访者在接受培训时，咨询可能会逐步进行，掌握一项技能以后转向下一项技能。通常情况下，培训会与更深入的探索相结合，因为很多时候来访者的负面自我暗示、父母型自我状态、儿童型自我状态阻碍了他们掌握新行为。

以下例子会告诉你咨询师如何培训来访者。

案例 1

来访者：我不知道如何与人见面。我总是很害羞。

咨询师：马齐，我想现在让你和我一起练习会很有帮助。让我们假设你在跳舞，并且你将要和一个男孩开始交谈。

来访者：我不知道该说什么。

咨询师：我们站起来吧。假装我们站在酒杯旁。你能说什么？

来访者：老实说，我不知道我会说什么。这太难了。

咨询师：等等。你有没有学过一种刚开始似乎不可能的事情？

来访者：滑雪。我原准备退出，但我的兄弟一直在鼓励我，现在我比他滑得更好。

咨询师：（冲击疗法咨询师看到了使用类比的价值。）让我们把它看作滑雪吧。没有人在高级斜坡上开始学习，大多数都是在小坡上开始。通常在第一天的时候会很尴尬，但是在看到别人滑雪，再加上自己尝试之后，大多数人都明白了它的诀窍。几乎每个人只要不放弃，继续练习，就能学会它。这就是我们要做的——不断练习。我来扮演你，你来当那个男孩。

在这个例子中，冲击疗法咨询师认为培训是必要的。此外，通过类比，来访者似乎更好地掌握了学习新事物的方法。咨询师会花费尽可能多的时间帮助这个女孩学习如何在舞会和其他地方结交人。

案例 2

来访者：我从来没有对自己说过好话。我一直在批评自己。

咨询师：(当来访者抬起头时，咨询师站在他面前的椅子上)所以，有个巨大的批评型父母一直在你的脑海里跳动。你的养育型父母，友善地对你说好话的部分非常小(坐在地板上，头低下来)。

来访者：(盯着坐在地板上的咨询师)没错。我不知道如何培养自己。

咨询师：我希望我们来练习使用你的养育型那部分。让我们来看看你忘记拿收银机旁边的钱的事情吧。你说你因为这个愚蠢的错误打击了自己好几天。你的养育型父母部分能说些什么？

来访者：我不知道。

咨询师：想想看。你能说什么？

来访者：(用冷冰冰的声音)你犯了一个错误。那又怎样。

咨询师：你说得对，但你的声音很苛刻，你的评论可以更温和。这么说怎么样(用一种柔和的，有教养的声音)，我犯了一个错误。我不是故意的。每个人都会犯错。

来访者：从来没有人这样跟我说过。

咨询师：我想要做的是让你以一种亲切而鼓舞人心的方式和自己交谈。每个人都需要滋养，每个人都可以滋养自己。现在来练习对自己很友善吧。我们来聊聊那天在电脑旁发生的事情吧。当你试图学习新的计算机程序时，你会说什么？

来访者：你的意思是不要说"你很笨。你什么都学不到"。

咨询师：这也是批评型父母说的话。养育型父母会说什么？

冲击疗法咨询师利用 TA 理论以及站在椅子上和坐在地板上的创造性技术，强调了来访者需要培养自己的能力。咨询师意识到由于来访者的生活中所受的滋养很少，因此大量的培训是必要的。

思考

思考是冲击疗法的重要组成部分。我们把它列为五个重要概念之一，因为思考的价值再怎么重视也不为过。很多培训项目强调的是倾听，以至于许多咨询师在咨询过程中大部分时间都在倾听，很少思考。咨询师通常会根据来访者所说的最后一件事提问或提供反馈。咨询师应当不仅忙于倾听，还要思考策略、理论和创造的可能性。

在冲击疗法中，咨询师和来访者需要尽可能多地思考。许多咨询师几乎完全专注于让来访者表达感受。谈论或体验感受通常不会带来变化。让来访者思考导致感受的原因以及与感受相关的自我暗示可以帮助来访者改变他们的感受。冲击疗法咨询师需要同时关注来访者的感受和想法，并让来访者学会以不同的方式思考。

有些咨询可能需要花费大部分时间与来访者接触并探索其感受，但我们一直在考虑让来访者思考是否会产生更大的影响。以下实例显示出咨询师如何思考以及如何让来访者在咨询期间进行思考。

案例 1

来访者：……所以我只是不知道该怎么做。整件事情是一团糟。我似乎什么都控制不了。我的医生说我得休息一下，但我觉得我必须和我的孩子在一起。还有一个问题，就是我应该因为我的感受而把孩子转移到另一家医院吗？

咨询师：（他在想简一直在或多或少地重复着自己的想法）简，我有个想法，但我想再考虑一下，因为它太复杂了。（暂停约 15 秒）我意识到你有很多不同的问题：你的健康、孩子的健康状况、医院的疏忽以及你父亲在医院的地位。在我看来，我们应该先谈谈你的健康问题，之后谈其他问题。我们会尽一切努力让你恢复健康，这样你才可以去考虑如何做其他决定。

这个例子告诉我们，咨询师如何花时间考虑来访者所说的话。咨询师认为他需要花 1 分钟时间思考来访者的复杂问题，以便提出解决问题的最佳方法。

案例 2

预定的 1 小时咨询中前 25 分钟。

来访者：我只想要解脱。我再也忍受不了这段婚姻了，但我不能放弃 19 年的婚姻。我知道这对我和我的儿子不好，但我的丈夫不会搬出去，所以我被困住了。我对离婚五味陈杂。我很愤怒。

咨询师：(使用真实疗法的 WDEP 让她思考)你想为自己做些什么？

来访者：我不知道。

咨询师：你想要什么？

来访者：让我的生活更美好。

咨询师：你现在在做什么？

来访者：保持我糟糕的婚姻。向所有我的家人和朋友抱怨。与我丈夫吵得鸡飞狗跳。

咨询师：你在做的事有用吗？

来访者：(想几秒)不，绝对没有。

咨询师：你认为你需要一个新的计划来得到你想要的东西吗？

来访者：你这样说我就明白了。的确如此。

咨询师：为了得到你想要的东西，你需要做什么？我知道你和你丈夫已经做了超过六个月的咨询，但是他放弃了，说这都是你的错，尽管他是那个失业、易怒还有情妇的人。

来访者：我必须考虑离婚，而不是将其从选项列表中删掉。我很痛苦，但我确实想要好起来。我还不到 40 岁，生活还很长。我不能让他定义我是谁。另外，我不得不放下我们第一次见面时的回忆。

咨询师：请你想一想。如果最幸福是 10 分，最痛苦是 1 分，你会给你的生活打几分？

来访者：最多 4 分。

咨询师：如果你从婚姻中解脱出来，你认为你的生活会是怎样的？

来访者：至少是 6 分。我期待着他出差的时候。

咨询师：它可能是 6 分，也有可能达到 8、9 分，甚至 10 分。你现在的生活最高能达到多少分？

来访者：只要我没离婚，它就不会超过 5 分，因为他疯狂地想从妻子那里得到什么。他说他绝对不会去咨询。

咨询师：想想你在说什么。如果你离开他，你的生活会变得更好，并且有可能过得很好，但你选择坚持 4 分的生活。你能解释一下这是为什么吗？

来访者：(暂停)不，这没有任何意义。

在这个例子中，冲击疗法咨询师使用了现实疗法的 WDEP 技术，这是一个很好的理论，通过咨询师的提问可以引发来访者的思考。为了回答各种问题，来访者必须进行思考。之后咨询师使用同样推动来访者思考的评级量表。很多时候，冲击疗法会谈都涉及来访者和咨询师双方，他们都会对那些会引起麻烦的问题或情况进行思考。

案例 3

咨询师：马丁娜(一个哭泣的 10 岁孩子)，我要用两把椅子来帮助我们理解你目前的情况。来，坐在这张小椅子上，做那个难过的女孩。她对自己说什么？

来访者：(眼睛垂着，轻声哭泣)这是我的错，他们离婚了。我应该能够阻止他们打架的。我想要妈妈和爸爸。

咨询师：(用一种和善但坚定的声音)现在坐在这把椅子上。(坐在普通大小的椅子上)这是你的思想椅子。看着那个小椅子，回应她刚才说过的话。(来访者盯着小椅子)你几岁了？

来访者：10 岁。

咨询师：你妈妈和爸爸几岁了？

来访者：爸爸 30 岁，妈妈 27 岁。

咨询师：我希望你用理性思考向小女孩解释，为什么这不是她的错。

来访者：(想了 1 分钟)他们很年轻的时候就结婚了。他们和普通的父母很不一样。

咨询师：你认为 10 岁的孩子会导致父母离婚吗？

来访者：也许会。但我是一个很好的孩子。我不会造成太大麻烦。他们因为不喜欢对方才离婚。

咨询师：你怎么回应小女孩说想要爸爸妈妈的问题呢？

来访者：他们仍然是我的妈妈和爸爸。他们只是不在一起生活。你知道吗，这样可能会更好。他们不会再吵架了。我很高兴大家都会生活在同一个小镇上。

事实上，爸爸和妈妈只隔了 5 个街区。

咨询师：你感觉好些了吗？

来访者：好多了。感谢您的帮助。

咨询师：你的思考帮了你很大的忙。这是回到课堂上的通行证。

冲击疗法咨询师让孩子做到成人的椅子上而不是专注于儿童椅上的哭声来换位思考。他问马丁娜的年龄和她父母的年龄等有关信息，并让她进入成人自我状态，因为她必须通过理性思考来回答这些问题。然后，他让她使用成人自我状态（思考部分）对她的父母和父母的离婚做出回应。通过让来访者思考，咨询师帮助她更好地了解了自己的处境。

本章小结

影响冲击疗法的五个重要概念是理论、时机、指导、培训和思考。冲击疗法的前提是，所有咨询都应以理论为动力。尽管某些特定的理论，如以人为中心的治疗方法和精神分析与冲击疗法有冲突，但其他大多数咨询理论与冲击疗法都是相容的。由于冲击疗法是一种积极的治疗形式，咨询师必须时刻注意自己的策略和技术。在咨询过程中，有时候教学和培训是产生影响的适当方式。对咨询师和来访者而言，思考在冲击疗法中扮演着重要角色。

第四章

施加冲击的方法

我们选择"冲击疗法"这个名字，是想强调咨询师应该在咨询的任何阶段都尽量施以某些影响。有人问冲击是否意味着哭泣或是某些宣泄性质的体验。答案是否定的，因为咨询的冲击性会以许多不同的形式展现，并不仅局限于情感的宣泄。在许多情况下，让来访者用不同的方式思维或是学习新东西十分有益处。在这一章中，我们会讨论施加冲击的不同方法。其中有些方法比较相似但又有着微妙的区别，所以我们会列出每个方法，来加深读者对它们的理解。

我们特意将下面的例子简化，因为我们将在后续章节阐述聚焦与汇聚时，提供更多更详尽的实例。

澄清

在咨询中，让来访者对她困惑的问题进行澄清是非常有帮助的。同时咨询师需要清楚，帮助来访者更好地澄清某些状况这种做法本身就是一种冲击的施加。

来访者：我不明白我和朋友们的关系出现了什么问题。我不知道他们究竟是不喜欢我，还是生我的气，或者他们只是在坚持做一些我不喜欢的事。他们都知道我不喜欢踢球。我真的很疑惑。我一直在思考这个问题。

咨询师：多和我说说吧，我们一起搞清楚到底发生了什么。我确定我能帮你理出头绪。我们来列出一些可能性吧。（为了更清晰具体，咨询师站起来在工作室的白板上列出相关信息。）请把你每个朋友的名字都告诉我。我们把每个名字都写出来，然后列出每个人对你的态度以及你认为的他们种种做法的原因。（在后续的几分钟里，咨询师帮助来访者理清了他与朋友们的关系。）

增强理解和意识

帮助来访者理解他们为什么这么做及做了什么对咨询很有帮助。增强对某一问题的意识，有助于来访者改变与之相关的行为(Brownell，2010)。

咨询师：我们来看看没能成为一个好的阅读者对你有什么影响吧。你觉得自己和别人水平相当吗？

来访者：不相当。当与那些阅读水平比较高的同学在一起时，我感觉很糟。我尽可能地避免需要阅读的情况，但老师似乎总是把我与阅读水平比较好的同学放在一组。我一直痛恨小组作业。

咨询师：你有没有把不喜欢小组活动和你不是一个好的阅读者联系到一起过呢？

来访者：没有，我不觉得这两件事有关联。

咨询师：你的兄弟或姐妹怎么样——你觉得自己和他们一样吗？

来访者：有些事情上是一样的。但我想我经常觉得他们比我聪明，因为他们的阅读能力更强。

咨询师：所以你相信几乎人人都比你更好更聪明，因为你不是个好的阅读者。

来访者：是的，这就是我一直以来的感觉，三年级起我就这样想。

咨询师：我们再看看关于阅读你都跟自己说了些什么吧。我不知道你有没有意识到，关于不是一个好阅读者这件事，有许多不真实并且消极的描述出现在你的脑海里。如果我告诉你我写的大体内容，你能读懂这些字的意思吗？

来访者：哦，可以啊。我能读懂，只是读得不像班里的一些人一样好。我的头脑还是很聪明的。

咨询师：我能看出来。(站起来走向白板)我们把你的一些想法写下来吧，看看它们是不是真的。

探索

通常来访者意识不到自己的想法和感受，直到咨询师聚焦并让它深入7以下时，来访者才能发现自己的新想法。

来访者：我不知道我怎么会允许他这样对我。

咨询师：若克丝，你想知道是为什么吗？

来访者：当然想，但我这辈子都不可能明白，为什么我在工作上很强势，在家却成了一只怯懦的耗子和受气包。

咨询师：你父亲是怎么对待你母亲的呢？

来访者：母亲把父亲看作国王和主人。她以前对我们说，无论如何，女孩儿都要对父亲友善体贴，永远不要忤逆他。

咨询师：嗯，等等，这点似乎很重要。从这句话里，你是否能得出关于女人应该让男人如何对待自己的信息呢？

来访者：我从没想过我父母的关系对我影响这么大。

咨询师：我觉得我们应该探索更多更详尽的细节。（拉来一张小椅子，在上面放一张录音带；让来访者看着椅子和录音带）当你还小的时候，你录下了一盘关于女人如何对待男人的录音带。（用一种仿佛在思考而不是讲述故事的声音）你从你妈妈那里学到应该怎样对待一个男人，对吗？你的录音带上记录了什么呢？

来访者：（盯着椅子和录音带）我学到了很多。我学到了……

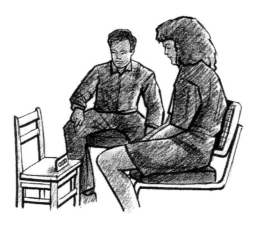

咨询师想让来访者发现她成长过程中学到的事情。利用小椅子和录音带帮助来访者记起了童年时期形成的观念。

提供支持

来访者常常需要一些支持来应对他们正在经历的改变。冲击疗法咨询师明白在合适的时机给予支持的必要性。在哀伤辅导和特定的危机状况中，倾听和陪伴来访者就已经是一种帮助他们的主要方式。在需要支持的咨询中，重点并不是让治疗深入 7 以下而是去提供一个支持和关心的氛围，而这是某些来访者以前从未经历过的。

来访者：我现在仍然很难相信他去世了。已经过去快 6 个月了。我很孤单，有时候我觉得很害怕。

咨询师：你和你丈夫在一起 32 年了。你会有这些感觉，特别是孤单的感觉，这是非常正常的。

来访者：我本以为现在我就该好转了。

咨询师：哀伤和疗愈都需要时间。我们继续谈谈你的感受吧。你并不是整天坐着，眼神放空。你仍旧在工作、和朋友出游、阅读。你会时不时地想起你的丈夫。这些都是哀伤过程里非常正常的部分。

来访者：听你这么说我舒服一些了。我脑子里一直闪现着各种想法：关于他、关于未来、关于我现在应该做什么。

咨询师：咱们聊聊你头脑中闪过的那些想法吧。

在这个案例中，咨询师意识到这是一个哀伤情境，并且他从哀伤辅导的学习中了解到，最好的做法是让来访者开口谈论，尤其是在事件发生于近期的情况下。鉴于哀伤辅导在众多案例中已知的有效作用，我们坚信每个咨询师都应该学习哀伤辅导，或是花些时间研究哀伤辅导的书籍。换句话说，如果你想成为专业人员，你需要阅读这些书。

给予鼓励

所有人都需要被鼓励。许多时候鼓励有强大的治疗效果，而且可以让来访者有勇气讨论或者做出他们需要做的改变。

来访者：这周我确实尝试了几件你建议的事情，但我没有去找工作。天哪，我需要一份工作。

咨询师：我们回到这个问题上来，听到你尝试了一些新东西，我很高兴。也许这周我们可以专门聚焦于那些可能有助于找到工作的事。但最关键的还是你做了哪些对自己有积极意义的事。你都尝试了什么东西呢？

来访者：我去散步了。我叫上了两个朋友和我一起。我只去见了我的兄弟两次，他冲我大吼大叫所以我离开了。这样我感觉好多了。以前我从未意识到，和他见面是一件让我心情很低落的事。

咨询师：真是太棒了。你确实做了好多的事情。再跟我说说还有什么。

来访者：这是一年中我感觉最好的一周。我喜欢走路，走出房子四处转转对我确实有益。在我经过一些人时，他们甚至会和我打招呼。这周确实不错。

咨询师：我也觉得很好。你确实做了些事情，我为你感到惊喜。再和我说说这美妙的一周吧，还有你打算怎样让下一周过得也这么好。

辩论

根据我们的工作经验，咨询进程中发生的很多事都能帮助来访者改变他们消极或令人烦恼的自我暗示。在接下来的例子中，我们将辩论作为冲击疗法的重要方法予以展现。冲击疗法咨询师应该精通 REBT（理性情绪疗法），并能有效使用该疗法帮助来访者。

来访者：因为不能生孩子，我的生活走到了尽头。今晚我会告诉我丈夫，我想离婚。我多么希望我是一个完整的女人啊！

咨询师：等一下。我想我们要好好看看你刚才说的三件事，因为它们并非事实。你说，"我的生活走到了尽头，我需要离婚，而且我不是一个完整的女人"。可不可以选择其中一件需要我来帮你辩论的事？

来访者：它们都是真的。你怎么能说它们并非事实呢？

咨询师：我们来看看这一句，"我不是完整的女人"。什么使得一个女人完整呢？难道所有不能生育的女人都不完整吗？

来访者：我只知道我感到自己不完整。

咨询师：之所以感到不完整，是因为你告诉自己"我不完整"，不能生孩子和是否是一个完整的女人毫无关系。我想让你明白，你的想法导致了你的情绪，而且你的想法其实并非事实。我们等下会回到这个想法，但是我们先看看你想离婚的念头。为什么它是真实的呢？

来访者：我觉得我丈夫值得拥有儿女，但我却没法给他生个孩子。

咨询师：他说过他想离婚吗？

来访者：没有，他没说过。他说他非常爱我，我们会渡过这一关。

咨询师：既然他这么爱你，想和你在一起，你却要和他离婚，还说是为他着想，这样说得通吗？

在之前的章节中提到过，与来访者的自我暗示辩论的方法在冲击疗法中非常重要，而且是经常用到的方法。后续章节中也有很多案例涉及与消极的自我暗示辩论的例子。

做出选择

许多来访者来咨询，是因为他们对于生活中一些情况难以做出抉择。这时最有效的办法往往是让来访者聚焦于各种选项，或是对当前状况的有利因素和不利因素进行分析，以此帮助他们做出最佳选择。

来访者：我没法决定是否接受这份新工作。尽管这是一个升迁的绝好机会。

咨询师：显然有些事情妨碍你做决定，至少让你开始考虑不要接受这份工作。我们来谈谈你考虑不接受这份工作的原因吧。

来访者：好吧，接受这份工作意味着，我经常要在晚上和周末上班。另外，也意味着，我要参与更多管理的事务，而不是一线的工作任务。

咨询师：这些听起来是很重要的变化啊。我们再仔细探索一下每个选项的优劣吧。

来访者：薪酬会很丰厚。我已经考虑过用这笔多出来的钱可以做的所有事情。我的房子需要修缮；我可以给妈妈一些钱，尽管我还没决定要给多少。我还想过一大堆别的选择，其中一个是，呃……

咨询师：（咨询师打断了来访者的话，因为她想要聚焦和汇聚此次会话）佩德罗，我认为现在需要考虑的不是这个问题。在你对薪酬展开讨论之前，我们先重点看看这个决定本身。我们回到这个决定上来。（拉来两把椅子）让这张椅子代表接受这份新工作，那张椅子代表你当前的工作。坐在这把代表新工作的椅子上，谈谈你的感受——接受和不接受的理由都说说看。好处之一是薪酬多。这个座位还让你有什么其他感受和想法吗？（咨询师意识到佩德罗要偏离咨询方向了，就使用了两把椅子让来访者聚焦于做决定的话题，来阻止话题往别的方向偏移）

坚持选择

让来访者坚持一个在咨询中已经做出的选择通常十分困难。尤其是当这个选择需要放弃对某些东西的成瘾。在咨询中，冲击疗法咨询师要花很大力气去强调来访者的选择，并以谈话和其他创造性的方式，持续地向他表明这个选择的积极意义。

来访者：最近感觉都还好。迄今已经两周了，我都没有给她打过电话或者开车经过她家。我已经战胜了它。她已经过去了。

咨询师：但是，你以前也这样说过，然后你又回去找她了。这次有什么不同呢？

来访者：哦，这次可真的不一样了。

咨询师：重点是怎么个不一样？我从前也听过一模一样的话，然后她会给你打电话，或者你们两个偶遇，然后你又回到了原点。

来访者：说这些会让我又想起她，我宁愿说说别的事。

咨询师：这正是我们谈论她的原因。对你而言，说"这次不一样了"实在太容易了，但我并没有看出这次和其他的很多次有什么真正的区别。（拉来一把儿童椅）当你觉得孤独时，你心中孩童的那个部分（指着那把椅子）可能会占据你的整个内心。如果我们好好谈谈，我能教你如何处理这个孩童的部分，以及如何保持在你的成人状态中，（拉过来一把常规尺寸的椅子）远离这段充斥着伤害的关系。

来访者：（盯着两把椅子）你说得对。我一直在想着我们有过的愉快时光。它们是很美妙。我觉得我再也遇不到像她这样的人了。

咨询师：带着这样的想法，如何坚持之前做出的你认为最好的选择呢？请坐在这把代表成人状态的椅子上。（来访者照做，咨询师交给来访者一根弹力绳）现在拿着这根绳子，把你自己捆起来。

来访者：（来访者笑了，然后把自己捆在了椅子上）确实是这样。我必须控制住自己。

给予许可

如果来访者在咨询中到感觉到被许可，可以说或做一些事情，这会非常有帮助。一些咨询师被告诫，永远不要为来访者在任何事上提供看法或给予许可。来访者经常会认为有些事不能做，事实上做这些事是完全合理的。因此，冲击疗法咨询师如果认为对来访者有帮助，他们就会提供自己的看法，或者直接建议来访者做某件事。这样做会给来访者施加相当大的冲击，因为之前他们一直不敢做这些事，而现在却得到了许可。

案例 1

来访者：他总是朝我大吼大叫。我很讨厌这样，但是什么也做不了，只能默默接受一切，还经常哭。

咨询师：他有没有打过你？

来访者：没有，他只是抱怨和吼叫。我不认为他会打我。

咨询师：你觉得他会不会让你离开或是威胁要离婚？

来访者：不会，他告诉我他爱我，而且他一直都很需要我。他的父母都是喜欢大吼大叫的人，所以我想他从他们那儿继承了这个习惯。

咨询师：谭雅，你有没有想过对他说点什么呢？

来访者：好像没有。我只是觉得，作为他的妻子，我理应忍受。

咨询师：没有人理应忍受别人的所作所为。在保证自身安全的情况下，将他冲你吼叫时的感受告诉他，在我看来是完全合乎情理的。

来访者：你的意思是，直接告诉他我的感受吗？难道他不知道吗？

咨询师：确实有可能不知道。你完全有权利拒绝别人对你怒吼。

来访者：我可以吗？

咨询师：是啊。你没有必要承受别人的吼叫。有许多更好的方法利于彼此沟通。虽然我不能确定你和他交谈时他会做什么，但是如果你认为他不会伤害你，而且根据你告诉过我的信息，他会做的最糟糕的事也就是大吼大叫而已。其实他一直都是这样做的。你想和他谈谈吗？

来访者：是的。

咨询师：我们来讨论一下什么时候提出这件事比较合适吧，然后来练习一下你要对他说的话。

在这个例子中，咨询师发现来访者需要从他人那儿得到许可，然后才能和丈夫谈谈她的感受。在确认这样做的安全性以后，咨询师给了她许可。同时他也意识到要讨论下一步如何行动。

案例 2

来访者：没有坚持学习高尔夫这件事让我感到很自责。3 年前我对自己发誓，要学会打高尔夫球，但是从那以后，我打球的次数不超过 4 次。我一直没把球杆收起来，指望着一看见它们我就会去打球。但最后我只是以感觉很糟糕收场。

咨询师：你有没有想过，也许不学高尔夫也行呢？

来访者：没想过。你是说，我现在可以暂时收起球杆而且不用自责？

咨询师：我就是这个意思。

来访者：我从没想过放弃学习这项运动。

咨询师：也许将来的某一天你会决定去学习高尔夫，但是现在你需要允许自己把球杆收起来，去做你正在做的事情。

来访者：我感觉终于卸下了一个沉重的负担。

咨询师仅仅是告诉来访者不学高尔夫也可以，就能给来访者带来冲击，使其如释重负。她再也不用对自己如此严苛了。

本章小结

在冲击疗法中有许多施加冲击的方法。冲击疗法咨询师帮助来访者澄清问题、加深认识和理解、发现自身的重要问题。冲击疗法咨询师也会给予支持、提供鼓励、给出许可、帮助来访者做出选择，以及选择做出后如何坚持下去，他们也帮助来访者与消极的自我暗示辩论。冲击疗法咨询师总是会考虑如何让咨询更有帮助、更有意义。有时在一次咨询中，咨询师使用其中的 2 种、3 种，甚至 4 种方法，他们非常清楚何时使用何种技术。那些经过冲击疗法训练的咨询师发现，通过遵循这些方法，会使咨询变得更清晰、更有效。

第五章

良好的咨访关系

在这一章，我们提出了一种新的方法来增进咨访关系，即冲击疗法 RCFFC 历程中的 R，建立良好的咨访关系。良好咨访关系处理的是咨询中的关系，以及来访者对于咨询师关心和胜任力的感觉(Hackney & Comier，2013)。一个成熟的咨询师总是观察着咨询关系的发展(Egan，2010)。如果咨询师与他们的来访者建立了良好的咨询关系，来访者就会更倾向于分享自己，也会对不同的治疗性干预持有更开放的态度。卡尔·罗杰斯(Carl Rogers，1961)相信，咨访双方融洽和谐的关系就可以使来访者有更好的理解或洞见。他说："如果我能提供一种特定的关系，那另外一个人就会发现，他自身就已具备一种利用关系来成长和改变的能力，个人的成长也随之发生。"尽管我们不完全同意他的立场，但我们坚定地相信良好的关系是咨询的一个至关重要的方面。如果不建立和维持良好的关系，来访者就无法融入咨询过程。咨询也将收效甚微(Hackney & Cormier，2013)。

许多咨询师受过这样的指导，第一个咨询会谈的前一半时间或者整个会谈都应被用来建立和谐的咨访关系。这其实并不正确。对于某些来访者而言，融洽的咨访关系是瞬间或自动建立的(Dinkmeyer & Sperry，1999)。给在校学生咨询时，良好的咨访关系通常立刻就会产生，因为他们已经在教室或餐厅见过咨询师了。而身处危机的来访者极少花心思建立良好的关系——他们只是想要咨询师帮助他们处理危机。重点是，有些情况下咨询师在第一个咨询时段的前两三分钟就可以开始提供心理帮助(Gilliland & James，2012)，但也有完全相反的情况，很多个案需要花两到三次咨询来建立良好的关系，因为这些来访者对融入咨询过程抱有阻拒心理。我们想强调的是，咨询师需要了解良好咨访关系的重要性并随时注意关系的和谐程度。

学生和工作坊的参与者经常会问我们："我需要花多久来建立融洽的关系呢?"我们有两个答案:①根据需要安排时间，可能是 2 分钟、20 分钟，也可能需要两次咨询的时间。②当你对关系高度敏锐时，其实你一直在为建立良好的关系而努力。

有些来访者一坐下就准备好开始工作了，另外一些人比较慢热。我们指导大家尽可能快地行动，但是要牢记，最重要的事情是，来访者必须要感受到你是真的在倾听他们，并且你是发自内心地想要帮助他们。不仅仅是在咨询初期做好这个工作，成熟的咨询师在咨询的全过程里都对关系了然于胸。我们反复跟学生强调，建立良好关系的最佳方式就是真的对来访者有帮助。来访者喜欢那些真的帮到他们的咨询师。

如何建立良好的咨访关系

和谐的关系基于良好的参与、积极的聆听、真诚的关心和有效的信息收集。之所以说是"有效的信息收集"，是因为一些咨询师问了太多的不必要的问题，或是用一种显得并不真的对来访者感兴趣的方式来获取信息。重要的是让来访者感到咨询师发自内心地关心他们，而不是在接受一种态度疏离的盘问。让来访者感到咨询师是一个信心十足的助人者，这对咨询是种促进，在建立融洽关系时更是极其重要。

多数咨询师在初次会话的前几分钟就使用了一些技能，比如倾听、澄清、反应和概括。这些技能有用且必要，但也有可能被过度使用而无效。接下来我们会讨论在建立良好的咨访关系时，哪些做法是无效的、哪些是有效的。

无效的做法

一些咨询师很自然地把初次咨询的前一半时间都用于建立关系和一般信息的收集。他们这样做的原因，要么是从培训中学到的，要么是他们感到在建立契约之前，有必要先收集大量信息。很多咨询师认为这样做可以让自己感到安心，但来访者却感觉没有得到自己需要的帮助。

咨询师需要充分地倾听来抓住问题，然后才能决定他们是需要更多信息，还是该做些什么来让来访者觉得更安心。如果两者都不需要去做，咨询师应该进入契约环节，如果契约已经明确，咨询师就应该进入聚焦环节。在学校、心理健康机构和医院里，来访者通常是处于危机状态的，如果咨询师用前 20 分钟来建立关系，来访者会感到很受挫。许多来访者想要尽快地直达问题的核心，他们不需要一个过长的关系建立环节。在临床工作的情境中，如果咨询师更关心表格填写而非来访者对心理援助的迫切需求，同样会让来访者感到沮丧。

咨询师使用了不必要的澄清、镜映或不相关的信息收集也很难建立良好的咨访关系。简单重复来访者说的话也是无效的，这种情况经常这样开头："在我听来你说的是……"让来访者在初次咨询中漫无目的原地打转，却告诉他这是有必要且有帮助的，这也无法建立良好的咨访关系。以下是两个无效工作的示例，后面我们会用同样的案例来展示怎样才是有效的方法。

案例 1

来访者想谈谈自己一个同事的问题。这是咨询师第一次见这位来访者。

来访者：（以一种快速、急于交谈的语调）我真的很高兴你能见我。我在工作中遇到了这个问题，快把我逼疯了。我在一家玻璃厂工作，我知道我的一个同事盗窃公司物品。公司告诉我们，他们已经知道盗窃这回事，如果再不停止，他们要么关掉工厂，要么启动一项费用高昂的调查，而且那笔费用会从我们所有人的口袋里出。我不知道怎么办才好。

咨询师：所以你因为一个同事的缘故，与玻璃厂有了矛盾。这个同事盗窃公司物品，并且公司威胁说要么关了工厂，要么花你们的钱展开一项昂贵的调查。你很困惑，不知道该怎么做。

来访者：是的，我有妻子和 3 个孩子，我无法承担丢了工作，甚至哪怕是薪水减少的后果。这个情况真是太难了。

咨询师：你有妻子和 3 个孩子，而且你觉得钱很紧张。

来访者：天哪，钱太紧了。就在前几天，我不得不花 500 美元修车。它是台老车了。一两年内我就得换辆新车。我只希望它能坚持到那时候。我有一个几年内就要上大学的儿子，我都不知道这笔钱要从哪儿来。我希望我的妻子能去工作，但我们有两个年幼的孩子，我外出工作她可以在家。另外，她也愿意在家陪小孩子，我也希望她这样做。

咨询师：你有一辆旧车和一个一两年内要上大学的儿子。你的妻子和孩子一起待在家，尽管你希望有更多钱，但你还是喜欢这样。我们把第一次咨询用来了解彼此，告诉我更多有关你家庭的事情吧，你在工厂工作、担心钱的问题，或者其他你愿意讨论的各种生活问题。

在这个例子中，咨询师使用了冗长的镜映式回应。她容许话题跑来跑去，甚至告诉来访者初次会话不会有什么太多内容。虽然来访者可能觉得自己被聆听，但这不是一次有效咨询。

案例 2

来访者：冈萨雷斯先生，我能和你谈谈吗？

咨询师：当然，你看起来很难过。

来访者：我是 10 年级的学生，正和 11 年级的卡洛交往。我听弗雷德说卡洛想和肖恩约会，他是 12 年级的。肖恩会打橄榄球，而我不会。我知道我没有机会留住卡洛了。

咨询师：（身体向来访者微微倾斜，双手交叉）比尔，我听到你说你在 10 年级，而你女朋友在 11 年级，你认为她想和 12 年级的一个会打橄榄球的男孩儿约会。你还说你不认为自己有机会让卡洛继续做你的女友。

来访者：是的，卡洛和我约会 3 个月了，我们的关系进展一直挺顺利的。但是上周我们吵架了。因为我觉得她和太多别的男孩调情，所以我对她发了几句牢骚。她说她没有和他们调情，也不喜欢我告诉她什么能做什么不能做。

咨询师：我听到你说的是，你和卡洛约会 3 个月了，上周你们俩有了一次争吵，因为你觉得她和太多人调情。你还说她告诉你，她不认为自己有调情，而且她不喜欢你告诉她什么能做什么不能做。

在这个无效的咨询中，咨询师的反应仅局限于镜映式回答，浪费了宝贵的时间，很有可能把身处危机的比尔推离自己身边。而咨询师却认为他是在建立融洽关系。

有效的做法

冲击疗法咨询师会花必要的时间来建立良好的咨访关系。他们会运用传统方法，如释义、镜映和澄清，也会使用下面我们将要列出的语句来回应来访者。这些方法和语句都可以在咨询初期或者任何合适的时间使用。这些应答语句表明，咨询师倾听、关心并且始终试图推动咨询进程。说出这些语句时，请用充满理解的声音和面部表情，以表示咨询师的关心和关注。

请再多说一些。（注意：这句话可以经常用，但来访者刚说完一大段话以后就不要再用了。）

我觉得我可以帮到你。显然，你在经受某些痛苦。我想再听听你的情况，这样我好清楚我能做什么来帮助你。

（对一个漫无目的的来访者）我不确定你要引导我去哪儿，但我确实需要明确一下这个问题。你能告诉我，你的故事到底是什么样的吗？

（对一个漫无目的的来访者）我并不需要所有的细节，我觉得似乎讲很多细节对你也没什么帮助。我们需要把时间花在找出可行的解决方法上。

（对一个漫无目的的来访者）我想要请你把故事精简一下，这样我们可以专注于对你有帮助的那部分。我担心如果你把整个故事讲完，我们就没有时间做你真正需要的治愈工作了。

花几分钟聚焦这个问题会不会更有帮助呢？对我来说是这样的。我觉得这样做非常值得。

我觉得如果我们只聚焦在一个问题上而不是面对一大串问题的话，这样会好得多。我很好奇，你向我倾诉这么多问题，是在回避让咨询更加深入吗？

让我们回到你刚才说过的事情上。我还在思考……

我想确认我们在此次会话中取得的一些成果。哪些成果对你是有帮助的？

我听到你说，你想解决四个不同的问题。我们把它们列出来，然后确定一个能合理利用时间的计划。由于内容很多，所以我们不能浪费时间。

我们提供了这些不同于标准的、反应性回答的例子。冲击疗法咨询师通过使用不同形式的技术建立良好的咨访关系，以推动咨询的进展，并力图在每次咨询中都能有所收获。

冲击疗法咨询师在与来访者的初期会谈中，总是要评估建立良好关系所需要做的。有时来访者本身很想表达，而且他的问题也很简单、直接，这时在建立关系阶段需要做的事情就很少。也有些时候，来访者不想表达，或者他们的问题过于复杂，又或者咨询师并不确定问题到底是什么。在这些情况下，咨询师得花更多的时间取得来访者的信任以及理解他们所表述的问题。

以下案例中的前两个之前已经展示过，但在这里我们会展示更多有效的应答。我们还提供了 3 个有效应答的案例。

案例 1

来访者想谈谈自己一个同事的问题。这是咨询师第一次见这位来访者。

来访者：（以一种快速、急于交谈的语调）我真的很高兴你能见我。我在工作中遇到了这个问题，快把我逼疯了。我在一家玻璃厂工作，我知道我的一个同事盗取公司物品。公司告诉我们，他们已经知道盗窃这件事，如果再不停止，他们要么关掉工厂，要么启动一项费用高昂的调查，而且那笔费用会从我们所有人的口袋里出。我不知道怎么办才好。

咨询师：你说你不知道怎么做，具体指的是？

来访者：那位同事是我的一个朋友。我也不想让他麻烦缠身，但是他危害到了我的工作和家庭。

咨询师：听起来是个艰难的选择。我可以帮助你为接下来要怎么做理出个头绪。我想问你一个问题。离公司对盗窃问题采取行动，还有多长时间？

来访者：他们说是月底前，所以只剩下几周了。

咨询师：很好。那么你还有一些时间去思考我们讨论的问题，然后我们把这些内容再整合到一起。可以吗？

来访者：很好。我很高兴能有人和我聊聊，自从公司开会之后我就有了这样的想法。

咨询师：我想也是。我们似乎得先看看你可能的选择以及各自的利弊。你觉得我们从这里开始可以吗？

来访者：好啊，就按你说的来。

在这个案例中，咨询师看到不存在需要额外的初期关系建立步骤。她几乎立刻就进入了契约的环节，然后开始聚焦环节。由于她聚焦于来访者迫切需要解决的问题上，来访者感到咨询师与他同在。她让这次咨询对来访者更有帮助，同时也是在建立良好的咨访关系。

案例 2

来访者：冈萨雷斯先生，我能和你谈谈吗？

咨询师：当然，你看起来很难过。

来访者：我是 10 年级的学生，正和 11 年级的卡洛交往。我听弗雷德说卡洛想和肖恩约会，他是 12 年级的。肖恩会打橄榄球，而我不会。我知道我没有机会留住卡洛了。

咨询师：（以一种关心的语调）你为什么说你没有机会了呢？

来访者：上周我们有了一次争吵，因为我指责她和别人调情，那个叫肖恩的男孩 12 年级了！（以一种非常激动、着急的语气）我不知道我该做什么！

咨询师：（以一种平静、关切的语气）也许我可以帮助你审视一下这段关系，然后我们一起讨论一些或许可行的策略。首先看看事实到底如何会比较好，好确定你是否反应过度了。（走向咨询师的大白板，开始在上面写）比尔，我们来看看你知道了什么，比如你们上周的争吵，以及你都想象了什么。

来访者：我知道我要失去她了！我，唉……

咨询师：等一下，你怎么知道呢？你也许是对的，但我们先慢一点儿。我想让你谈谈这段关系里好的方面，卡洛当初为什么答应和你约会，还有她后来说了什么。

因为咨询师看到比尔很难过，所以他使用了多种不同的反应，非常快地将会话顺利推进下去。咨询师觉得可以在契约和聚焦的过程中建立良好的咨访关系，而不是花很多时间去建立关系。咨询师走到白板那儿去开始写，是由于他觉得这样能够帮助比尔进行聚焦。他没有让比尔漫无目的地讲述。咨询师的行为和语言传达了这样一个信息——我始终都在力图帮助你。

案例 3

在这个例子中，咨询师试着提供帮助，并使用了一种创造性的技术来让来访者明白：她已经理解了来访者的问题，并以此来建立良好的咨访关系。

来访者：（以一种压抑的、机械般的声音）我差点就不想来了。你是我最后的希望。我见过一大堆其他的咨询师，他们都没能帮到我。我痛恨我的人生。我的全部生活就是去工作，然后晚上回来看电视。周末太长太难熬了。我的生活就像地狱一样，我根本看不到有什么让它能变好一些的方法。如果咨询师都无法帮助我，我又怎么能找出解决办法呢？

咨询师：（决定用平静的声音而不是来访者那样抑郁的声音，因为那太压抑了）请跟我讲讲其他咨询师都做了什么没用的事情，而我就可以不做那些事了。

来访者：（仍然低着头，用抑郁的语气说道）有些人只是听着，还有些人试图让我了解自己的感受。还有一个咨询师，呃，好吧，她想让我去见见人，做些新鲜的事儿，但我对此太恐惧了。

咨询师：（以一种充满能量的语气）让我来理顺一下。（从来访者那边拉过来一张椅子)假设你坐的椅子代表令人厌恶的生活，这张空椅子代表更好的生活，你想做的是：离开现在的椅子，坐到这张空椅子上。(在一张纸上写下了最后一句话，并把纸放在空椅子上)

来访者：(看看空椅子，又看看咨询师，用一种疑惑但饶有兴趣的语气说)是的，但我不知道怎样做。

咨询师：(一会儿看椅子一会儿看来访者，用一种平静的语气，放松地说)我能帮你弄明白该怎样做。为了完成这个目标，你要做出一些改变。除了站起来并走过来，你还有别的办法坐到这个位置上来吗？

来访者：(思考了几分钟)不，我想我做不到。

咨询师：好吧，那我们的目标就是让你动起来。我发现你内心有一个力量在抗拒改变，因为你已经适应了坐在那张沮丧的椅子上的感觉。

来访者：你怎么知道呢？

咨询师：(自信地)了解人们的感受是我的职业要求。如果你愿意改变内心的抗拒，我也会十分乐意帮助你。你知道吗，你的任务比我更重，但我知道许多可以帮助你的办法。我们可以合作。

来访者：你认为我能变好吗？

咨询师：当然，我绝对相信。如果你愿意做出努力的话，我也非常乐意付出努力。

在这个案例中，咨询师发现，比起传统的倾听和建立关系的技术，给予来访者希望，以及使用创造性的空椅技术能更好地建立咨访关系。咨询师表达了自己对咨询的信心，也很有利于建立咨访关系。

维持良好关系

冲击疗法咨询师将良好咨访关系看作一个持续的过程，而不是只在初次会话中发生。咨询师总是小心地关注着这段关系，因为他明白他是在推进咨询进程，而不是慢慢看情况。如果来访者看起来对咨询的节奏或聚焦环节感到不舒服，冲击疗法咨询师就会放缓速度、改变谈话焦点，或者向来访者征求意见。

在下一个案例中，咨询师察觉到了建立更融洽关系的必要性，并用他的声音、目光、表述和专业知识来建立咨访关系。

案例 1

来访者：自从上次咨询以后我就一直在思考。我觉得我知道这一切背后的原因，但我认为没有人能帮我。没有人帮得了我，我做了很糟糕的事，我很羞愧。

咨询师：（用一种缓慢、平和的语调，和表示关切的表情）显然，有些事情在困扰你。你对你做的事感觉如此糟糕，我希望你可以说说看你做了什么让你有这样的感觉。

来访者：我不能告诉你。我不想让任何人知道。

咨询师：（身体向前倾斜，关切且同情地看着来访者，以一种柔和平静的声音）你可以告诉我，没有关系，不告诉我也没有关系。我看到了你的痛苦，这正是我想帮助你的原因。不管你做了什么，我作为咨询师的职责就是帮助你对你的所为得出一些看法，以及减轻你的痛苦。说说看吧，为什么你这么害怕说出来，或者你可以只告诉我发生了什么。（暂停）或者我们可以说说你上周告诉我的事，如果对我们的咨询有帮助的话。

在这个案例中，咨询师发现，他需要把自己的关心和关注展现给来访者，让来访者觉得足够安心，这样他才能分享自己做的事和为此觉得羞耻的原因。咨询师在维持咨访关系的过程中觉察到了这个必要性。

案例 2

在这个案例中，来访者在高中的咨询师那里已经咨询了三个月。

来访者：我想你会生我气的。我开始缺席咨询，因为你不喜欢我做的事情。我从家里溜出来去和伊莱亚斯见面。我想我要跟他复合了。他在我的储物柜里留了一枝玫瑰花，和一张让我去见他的字条。那真是太甜蜜了，我想谢谢他，所以我同意了见面。那时他也没喝醉。

咨询师：（以一种非常温暖、友善的声音）我很高兴你来了。我并没有生你的气。我的工作是帮助你尽可能为你的未来做出最佳的决定。听起来伊莱亚斯人很好，你们俩之间有很好的互动。

来访者：他还不错。他对我说了一些非常动人的话，说我多漂亮，说他多么思念我。

咨询师：（以一种温暖，充满关心的声音）那感觉肯定很好，尤其是自从上次你们俩在一起时，他喝醉了，骂了你很多难听的话。

来访者：那次糟透了。我讨厌他醉酒的时候。他真是刻薄。但我就是不想再听任何人告诉我他对我很差了。你觉得他对我很坏吗？

咨询师：（以一种关心的语调）这是个很难回答的问题，虽然我觉得你希望我告诉你真相，然而你又指望我给出一个你想要的答案。我想尽我所能以最好的方式帮助你，所以请告诉我，我怎样才能帮到你。你想让我只是倾听，还是帮你回忆上次咨询时你告诉我的那些内容？还是别的什么？请告诉我，怎样做才能最大限度地帮到你。你是否希望我告诉你真相呢？

在这个案例中，咨询师明白良好咨询关系的重要性，因为她想帮助这个女孩意识到自己正在犯错误。这位咨询师用她的声音和对言辞的选择来维持良好的咨访关系。她直接问来访者："你是否希望我告诉你真相呢？"以此来检验来访者是否认有勇气面对真相。

与棘手的来访者建立关系

当来访者是被强制来咨询时（被法律、家长或机构），咨询师必须花更多的精力去建立关系。有一些技术可以被用于来应对这种情况。许多时候一种温暖、友善且充满关心的语气对于那些棘手的来访者而言，起不到建立良好咨访关系的效果。另外，常规的有效建立咨访关系的行为，比如注视着来访者，身体向来访者倾斜，以及反应等技术，在与阻抗较强的来访者建立咨访关系时可能反而是有害的。对于那些棘手的来访者，特别是青少年，有时在他们说话时咨询师更应该看向其他的方向。也许只是低头不语，给花草浇浇水，甚至坐着看看自己的指甲反而比直接注视更有利于与处于某种压力下的他们建立关系。我们的意思是要出其不意而不要被他们预测了你的"套路"。通过不断的经验积累，你会知道你与某种来访者工作时需要采用的不同方法。

对于那些非自愿的来访者，冲击疗法咨询师通过把咨询变得有趣来"勾住"来访者，达到与来访者建立良好关系的目的。（"勾住"来访者就是使他和咨询师进行互动，最终参与到咨询进程中来）咨询师可能会提出与咨询目标完全无关的问题——询问来访者的兴趣爱好，喜欢的运动、电影、汽车、工作，或一些背景信息，故意让来访者在看似不相关的事上闲聊。咨询师也可能会告诉来访者几个和他的问题有关的有趣故事。这么做有一箭双雕的效果：来访者会根据故事进行联

想，预防了让人不适且无意义的沉默。（对非自愿的来访者，长时间的沉默通常不利于咨询）

在初次会话中，为了让有阻抗的来访者对咨询产生兴趣和好奇，推荐使用一些创造性的技术，比如画图、移动、使用椅子或道具等。对于不愿意说话的年幼儿童，可以用玩偶，做游戏或者游戏治疗来建立良好的咨访关系。在常规的咨询明显不起作用时，我们尤其推荐咨询师尝试不同的做法。如果发现我们不做点儿什么来访者就会脱离咨询时，我们的指导原则是"尝试一些别的方法也无妨"。新手咨询师往往做法保守。他们遵循他们在课堂上学习的方法，而来访者并没有回来，因为好的咨访关系从未真的建立起来。这些咨询师习惯把中断咨询的责任推到来访者身上，而从没考虑过是咨询中自己传统刻板的回应导致了这一结果。

与棘手来访者进行无效的关系建立

咨询师：我怎么做才能帮到你呢？

来访者：（生气地）你帮不了我。让这些该死的保护人员从我身后走开！这就是你能做的。你只是又一个想从我身上赚钱的人！我还要来这儿多少次才能把我的孩子要回来？

咨询师：你想知道你还得来这里多少次，现在你很生气。

来访者：你真说对了。如果有人因为你用鞭子抽了你的孩子就把他们从你身边带走了，难道你不生气吗？没有人有资格告诉我怎么带孩子，你最好也别这么干！

咨询师：你说你相信孩子被带走是因为你用鞭子抽了他们。你担心我会对你怎么带孩子指手画脚。我能看出来你现在很沮丧。

来访者：你再用这种方式和我说话，我会比现在更生气！

咨询师对来访者话做了太多内容反应。这不利于建立好的咨访关系，因为来访者正因为来咨询而处于愤怒中。来访者并没有感受到咨询师的真诚。

对棘手的来访者使用非常规且有效的关系建立技术

案例 1

咨询师：我怎么做能帮到你呢？

来访者：你帮不了我。让这些该死的保护人员从我身后走开！这就是你能做的。你只是又一个想从我身上赚钱的人！我还要来这儿多少次才能把我的孩子要回来？

咨询师：（语速缓慢地——非常随意，看向远处再看向来访者，有点像哥伦布，如果你知道这个电视角色的话）你知道，其实我并不确定你要来几次。我知道来这儿很难受。我确实想帮助你。事实上，我能理解你现在并不信任我。我希望你可以相信，我站在你这边，因为我愿意帮助你。（声音特质很关键。）

来访者：得了吧！你并不是我这边的，你所做的就是想控制我，从我这里赚钱而已！

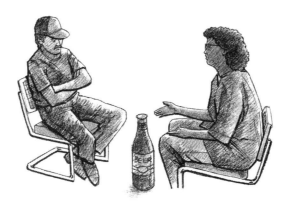

咨询师：（平和地）我在学校学的是如何帮助他人，而不是控制他人。我知道任何事情都有两面性，我很好奇你对这个事情的说法。这个事情与这个有关。（拿出来一个三英尺高的塑料啤酒瓶）

来访者：（眨眨眼睛，然后盯着瓶子，用好奇的声音说）他们是怎么说我喝酒这件事的？

咨询师：我听说……

在这个案例中，咨询师在会话中用她的声音和态度试着使来访者放松下来。她还用了一种使来访者好奇的方式组织了她的语言，接着使用了道具——啤酒瓶，这些都是为了让来访者放松下来，愿意交谈。

案例 2

咨询师：你好，亚特，我能帮你什么忙？

来访者：我不想跟你说话。我的父母也许能强迫我过来，但我不必非得说话。

你强迫不了我!

咨询师:(看出这个青少年对咨询完全没有兴趣,咨询师没有直接与他眼神交流,而是看向别的地方,随意地坐在椅子上)嗯,你说得对。我不喜欢家长这样做,强行让他们的孩子来我这儿。一般我能和愿意来这儿的孩子顺利地工作;但是如果他们是处于压力被迫来的话,工作就很困难。听起来这就像是父母在场的咨询(拉过来一张儿童椅,然后站在自己的椅子上。来访者抬头疑惑地看着她),他们想让你在这个位置上(指着那把儿童椅。来访者看着它)。如果父母站在这个高地,孩子处在那个低处,各种各样的问题都有可能发生。这时孩子们会认为,我到这儿来一定是自己有病或是其他什么问题。这样的想法,我很不喜欢。(咨询师坐回原位)

来访者:我讨厌我父母总是把我当小孩子一样对待!他们就想让我和我那对学习成绩好的妹妹一个样子。但我可不是,我也没病。所以我不喜欢学校,我考试也都过了,但他们想让我每门都拿 A。前几天我逃课了,他们的反应就像我抢了银行一样。

咨询师用很放松的身体姿势和特别修饰的措辞来引起青少年的注意。她站在椅子上,用儿童椅使事情看起来更鲜明更形象。通过使用这些非常规的关系建立方法,来访者逐渐卸下防御,开始和咨询师交谈。

案例 3

来访者:我不会和你说话的。都是那个愚蠢的老师,她就是个白痴。她活该,我只不过是骂了几句而已。

咨询师:显然你挺生气的。

来访者:(抱着手臂)我说了我不会和你说话的。

咨询师:关于事情的经过,我想听听你的版本。

来访者:我说了我不会和你说话的。(转过身)

咨询师:好吧。我想我只能自己编造一下发生了什么了。你确定你不想和我说话吗?

来访者:是的,我确定。我不会说话的。

咨询师:我猜我能做的只有从这些事中选一个来谈谈了。(把一页纸撕成三部分,来访者以一种质疑的神情看着,咨询师在每片纸上写了些东西然后折叠起来,把它们乱序散开）你来抽签还是我来抽？

来访者：纸片上是什么？

咨询师：关于事情经过的 3 个不同可能性。

来访者：你想知道发生了什么？我来告诉你发生了什么。

咨询师：（来访者告诉咨询师经过的时候，咨询师点头并倾听）听听你的描述是很有帮助的。我觉得我能帮助你和你的老师。在我看来，似乎你们两个人在这当中都有责任。你想先说说谁的责任呢，她的还是你的？

在这些案例中，咨询师感到常规的技术没法建立关系，于是他们使用了一些打破常规的做法。

关于关系建立你需要问自己的问题

对一些咨询师来说关系建立是很容易的，但对其他咨询师来讲，他们的互动方式会使关系建立显得困难。确定关系建立是否困难的最好方法是问你自己这样一些问题。

人们与我交谈的难易程度如何？

人们信任我的难易程度如何？

一般情况下人们和我相处是否觉得安心？

来自家庭、朋友、同学或同事的真诚建议，可能有助于你确定需要在建立咨询关系上做多少工作。以下是评估某次咨询效果的问题：

来访者看起来感到舒服吗？

我在这次咨询中觉得舒服吗？

我的非语言及语言暗示是否让来访者觉得我是真的很感兴趣并想帮忙？

我是专注于帮助来访者，还是在担心自己作为咨询师的表现？

提问的艺术

当来访者表达担心时，咨询师需要进入来访者的世界收集问题和了解其生活状况。有些咨询师认为，提问是不对的。但我们认为如果问题是经过严密思考并与来访者的问题高度相关的话，提问不仅是可以的，而且是必要的、有用的。许多新手咨询师问问题只是为了让来访者持续说话，或者问的都是与帮助来访者无关的问题。我们要求学生和工作坊参与者对他们问的问题有清晰的意识——只问那些有助于理解来访者问题和感受的事情。好的问题来源于咨询师为了真正试图了解来访者的内心挣扎，以及为了更好地理解来访者而收集的特定信息。另外，好的问题来自建立咨询契约的需要和咨询师所掌握的咨询理论。本书中，我们提供了许多咨询师在会谈中提出好问题的案例。

在咨询过程中，你不妨暂停一下，问问自己：我问了一个深入的问题，还是简单的问题？简单的问题容易导致咨询变成讲故事，不能给来访者提供帮助。

改变阶段

在第三章，我们简要地讨论了跨理论模型和改变阶段，因为我们认为这是每个咨询师在思考咨询进程时都需要注意的模型。普罗查斯卡和诺克罗斯提出了这个关于改变过程的重要模型（Prochaska & Norcross，1994）。我们鼓励所有还没有学习改变阶段的人找到优质的信息和资源开始学习。本书的这部分内容简要地描述改变过程的每个阶段以及为什么始终清楚来访者处于改变的哪个阶段是重要的。

前思考阶段：客户否认有问题，甚至完全不考虑改变。

思考阶段：来访者意识到了问题的存在，并正在考虑采取什么措施——考虑改变。

准备阶段：来访者知道有问题，并且在计划做出改变。

行动阶段：来访者正在执行改变。

保持阶段：来访者在维持改变。

结束阶段：完成情况很好，来访者结束咨询。

改变的不同阶段决定了咨询师如何帮助来访者。如果咨询师没有意识到改变阶段，他可能会在来访者并不真正感兴趣的情况下给她提供各种各样的信息，或直接进入行动阶段，但此时来访者其实还处在前思考的阶段。我们在第一学期的第三周教授学生改变阶段这部分内容，因为我们认为这部分内容在理解咨询过程和提供恰当的干预过程时非常重要。在本书剩下的内容中提及相关的部分时，我们会指出来访者正处在哪个改变的阶段。

关于每次咨询最初几分钟的思考。

在教授咨询师每次咨询开头几分钟的工作内容时，咨询师在倾听来访者的同时考虑以下几点是很有帮助的。

需要做多少建立关系的工作？就像我们之前说的，有时需要花很大力气来建立关系，还有些时候咨询师可以直接进入咨询契约的环节，或是直接开始咨询的聚焦和汇聚。

来访者正处于哪个阶段？这是咨询师时刻都要思考的问题，因为改变阶段决定了咨询师如何进行咨询。

来访者是否陷入了某种非理性思维？带着一对"REBT/CBT 的耳朵"去倾听来访者会对咨询更有利。

来访者处于什么自我状态？知道来访者处在什么自我状态有助于决定咨询师如何进行咨询，因为如果来访者并不处于成人自我状态，咨询师会采取一些不同的措施。

需要做什么？

是否需要更多倾听？有时这是绝对需要的，因为来访者需要宣泄或被倾听，或者咨询师需要以此来获得更多信息。

是否需要采取行动或问题解决？因为许多时候，很明显有些问题亟须解决或处理，咨询师应该更为积极主动。

持续会谈案例

为了让你了解在咨询中使用 RCFFC 地图的过程，在这一章和后面四个章节中给出一个冲击治疗多次咨询的案例。这个案例的来访者叫唐，16 岁男孩，在他母亲的坚持下前来咨询。在开始阶段，咨询师聚焦于关系的建立和信息收集。

咨询师：你好，我叫汤姆，请坐。

来访者：（以一种带着敌意和不感兴趣的语调）我叫唐。

咨询师：（以陈述客观事实的语气）你似乎并不乐意来这里。咨询是你的主意还是其他人的主意？

来访者：是我妈妈的"好主意"，在我看来这蠢透了！

咨询师：（意识到这个咨询需要建立关系）我希望对得起你的时间。我尽力让咨询对你有帮助。我希望你能知道我是在为了你工作。

来访者：嗯？你难道不是在为我妈妈工作吗？你就不能直接告诉我该做什么吗？

咨询师：不，我是为你工作，而且我肯定不会告诉你要做什么。我是来倾听，并试着帮你把生活回归到一个更好的轨道上去。我不会告诉你的母亲你在这儿说了什么，除非你同意我这样做。

来访者：（严厉地）我根本不需要来这儿！我喜欢我的生活，我不喜欢和我妈妈争吵，明明这一切都是因为她嫁给了卡洛斯而引起的。如果她没有嫁给他，我们还是好好的。但现在他不仅出现在我的生活里，而且逼我完成学校的功课，我一点也不想做这些功课。这根本不关他的事儿。妈妈很喜欢他对我严格，但我没必要听他的，他又不是我爸爸。我爸爸从没在学业上管过我任何事——他十六岁时就辍学了。我很好——是学校太蠢了。教练不让我打篮球，因为我的平均成绩是 D。我很希望我能打篮球，因为我比队里其他人都打得好，但他们说这是某种潜规则。我还得在这儿待多久？

咨询师：（思考几件事：建立良好咨访关系是最重要的，同时也需要收集信息；唐处于改变阶段中的前思考阶段；他在咨询中、和母亲与卡洛斯的关系中都处于"愤怒的孩子"自我状态；他的脑海中盘旋着一些非理性的观念。咨询师谨慎措辞，希望展现自己对来访者的兴趣，以及自己能够理解并帮助他。）（以一种节奏缓慢的、关心的语调）唐，我不确定你还要在这儿待多久，但我希望在你离开这里时，你会觉得，"这个人还有点儿用处"。我想我是能帮助你的。我看到了一幅我们一起努力让你坐到这张椅子上的画面。（拉过来一张椅子，放在唐面前几英尺处）这张椅子代表了至少想改变一下的你，因为在我刚认识你的几分钟里，我就能想象出你的另一种不同而且更好的生活——正是这张椅子所代表的。但那是我的想法，我总是渴望帮助年轻人。

来访者：（盯着椅子；以一种好奇的口吻）你说的更好的生活是什么意思？我的生活一直一塌糊涂——比如打篮球，他们不让我去打篮球！你怎么帮我呢？

咨询师：（以随意但充满自信的语气）其实有很多种方法。但首先你得自己想要去改变，并且愿意让我用我的专业知识和信息来使你坐到另一张椅子上。

来访者：你要怎么帮助我呢？

咨询师：我要了解你的更多情况，你的运动能力，你的学业水平，卡洛斯的情况，以及他想对你做的事。我有种感觉，他并不是个坏家伙，但你不喜欢他想让你变成更好的自己的要求。

来访者：他是一名校长，所以他非常关心学校的事儿。他告诉我，他有多不愿意看到我浪费自己的潜能。他关心这个干什么，根本不关他的事！

咨询师：（以一种善意、充满关心的语气）唐，我真希望我能让你听听我的一些想法。你拥有一种天赋，但你自己却没发现。卡洛斯想要帮助你。我也想帮助你。

来访者：（现在渐渐进入了他的成人/思考的自我状态）那关于坐到另一张椅子上去的事，我该怎么做？

咨询师：通过保持开放的心态也许还要稍稍做出一些改变，你就可以换到新的椅子上了。你得好好想想。我们一会儿也会聊聊坐在这张新椅子上会是什么样子。卡洛斯来到你的生活和你的家中多久了？关于你和卡洛斯的事情我想了解多一点儿。

来访者：妈妈认识他三年了，我认识他两年。其实我们是住在他的房子里的，我喜欢这个房子。它比我们以前住的地方好多了。我们以前住在一个很小的公寓里。

咨询师：我想问你一个问题：卡洛斯是个坏人呢？还是说，你不喜欢他在学业的事情上勉强你？

来访者：确实，他是个正派的人，对我妈妈也非常好。我只是不明白他凭什么认为自己有权利在学业的事上控制我。他不是我爸爸也不是我的校长。

咨询师：（以一种自信的语气）我很清楚他为什么要控制你，如果你觉得你想听我接下来要说的话，我会告诉你的。我只希望你给我一个帮助你的机会。

来访者：那你试试看。我反正也没什么损失，而且你这人看起来还行。

咨询师：在告诉你我关于卡洛斯的想法之前，请你再告诉我多一点你的学业情况。是功课难度很大，还是因为你完全不在意所以才不去做？

来访者：噢，并不是很难，而且如果我用功一些我也许可以全拿 A。在这种每个人都必须参加的考试上，我能拿非常高的分数，或者，至少他们是这么告诉我的。

在这个案例中，咨询师发现来访者对咨询并不感兴趣，所以他花了大量精力来建立关系。他试着激发来访者的动机，并让来访者相信他能够帮助来访者的观念。他还发现来访者正在改变阶段中的前思考阶段，并处于儿童自我状态，还怀着对其继父和学校体制的许多非理性想法。咨询师收集了关于唐的继父的信息，认为也许唐的继父是个看到了唐的潜力所以想要帮助唐的人。似乎来访者正在向改变的思考阶段过渡，而且越来越进入成人的自我状态。咨询师问了几个好问题来获得对来访者更好的了解（不是让来访者叙述故事的那种问题）。咨访关系似乎在来访者愿意倾听时有了进展。咨询师感到，仅仅倾听是不够的，还需要采取其他的行动，所以他引入了另一张椅子。这有助于使来访者更好地参与到咨询中来。

本章小结

　　建立良好的咨访关系是冲击疗法中最重要的方面，因为没有了良好的关系，咨询很有可能完全无效。冲击疗法咨询师相信，初始关系建立阶段可以从任何时候开始，时间持续几分钟到几次咨询不等。建立关系的最好方法就让咨询有帮助。重要的是要知道关系的建立是一个持续的过程，不仅在咨询的开始阶段而且要在后续的每个环节中都持续关注。应付一些棘手的来访者时，非传统的关系建立技术可能很有帮助。问好问题是关系建立过程的重要组成部分。了解改变阶段模型对建立良好的关系也相当关键，因为改变阶段的不同决定了如何推进咨询。在任何一次咨询的开头几分钟，咨询师都应该思考包括建立咨访关系在内的好几件事情，比如来访者正处于什么改变阶段，来访者处于哪种自我状态，以及是否需要倾听或采取其他措施。

第六章

咨询协定

在第一章中，我们介绍了冲击疗法的 RCFFC 历程图。其中第一个 C 代表咨询协定。咨询协定也可以被表述为"咨询目标"或者是"咨询目标设置"（Okun & Kantrowitz，2008；Young，2012）。虽然我们常用的术语是"咨询协定"但以上两个名词也是通用的。当我们说到咨询协定时，指的是理解来访者渴望或需要被解决、讨论、探索或做决定的问题。许多时候，咨询协定产生于对来访者的询问，比如："今天谈论什么会对你有帮助呢？"或者"你今天想要我们讨论什么问题呢？"或者"如果当咨询结束了，你离开的时候感到这次咨询很有帮助，你觉得我们今天应该深入讨论什么问题会达到这个效果呢？"还有的情况下，直接根据来访者说的内容来制定咨询协定，此时协定十分清晰，不再需要额外讨论。咨询过程中，当咨询师发现新的或是更重要的问题需要重点关注时，咨询协定的内容可能会因此改变。一次咨询会话中也许会有一个、两个，或是更多的协定，因为需要处理的问题会不断浮现，先前的问题也会被陆续解决、处理或被理解。我们提供的许多案例会更清楚地解释以上的内容。

明确而容易的咨询协定确定过程

在咨询过程中，对协定的认识至关重要。咨询协定组织了整个咨询以及咨询的各个部分。协定提供了咨询的方向。有些来访者前来咨询时，已经明确地知道为什么来求助，而且迫不及待地想开展工作了。还有些来访者并不清楚他们为什么来咨询，或者对咨询抱有恐惧。如果来访者对这些没有一个清楚的认识，冲击疗法咨询师为了明确咨询要达成的目标和咨询的目的，或许还为了给以后的咨询厘清头绪，他们会延长咨询协定的环节。来访者如果充满恐惧或阻抗，协定的内容就是建立咨访关系——这是一个初始阶段的目标，因为关系建立好，其他的协定才会慢慢被呈现。

接下来的例子将展示咨询协定环节。提示来访者和咨询师的语调是为了不断向读者强调，控制语调和声音的意识对好的咨询是必不可少的。

案例 1

咨询师：我能帮你什么忙呢？

来访者：（以一种非常急促、渴望的语调）我很高兴你能和我见面。我的邻居琼告诉我，你很容易让人亲近和交谈。其实我已婚 21 年了，18 岁以前就结过婚，但我从没和现在的丈夫说过这件事。那次婚姻持续了 4 年。总之，问题是我接到了一个加利福尼亚州的一名律师打来的电话，他说我前夫给我留下了 10000 美元的资产。我快二十年没有和他联络了，我不知道该怎么做。我该告诉我的丈夫吗？我该拒绝这笔我确实很需要的钱吗？我该不告诉我的丈夫就接受这笔钱吗？天哪，真是一团糟。

咨询师：（特意用平静的语调）首先，在我看来，这是一个"让人愉悦的麻烦"。最坏的结果是，你的经济状况还是和你接到这个电话前一模一样。我们来谈谈你提出的每一个选择吧，我认为这次咨询结束后你就会有更好的想法。

在这个案例中，咨询师发现，他并不需要花时间在建立咨访关系上，咨询目标也很清晰。尽管他还需要收集关于她丈夫以及他们关系的更多情况，但他可以立刻开始帮助来访者分析她的选择。

案例 2

咨询师：你好，我是纳莫尼女士，请问你叫什么名字？

来访者：我叫马文。

咨询师：你想和我聊聊什么呢？

来访者：我想在学校里和别人相处得更好。我总是陷入麻烦。这就是我来这里的原因。

咨询师：我想我能帮助你。你读几年级？

来访者：三年级。

咨询师：（建立协定）你想让我帮助你在学校里更好地与人相处，对吗？

来访者：是的。没人想和我交朋友。

咨询师：关于他们不想和你做朋友的原因，你有什么想法吗？

来访者：老师说我太专横，也不知道怎么和他人合作。

咨询师：你觉得老师说的对吗？

来访者：从没有人帮过我。我为什么要帮他们？我得强硬些。

咨询师：(想要理解来访者的个人逻辑)我不明白，你说你得强硬些，这是什么意思？

来访者：如果你生活在我的家庭里，你也会变得强硬。我讨厌最近和我妈妈一起住的那个人。我喜欢我们以前住的地方。我不想搬到这里来。我爸爸回他远在千里之外的家了！而且我妈妈的新男友非常刻薄，我妈妈还让我喊他爸爸。我很厌恶这么叫他，他不是我爸爸！

咨询师：(认为是他的家庭生活影响了他的学校生活，并想要建立一个新的咨询目标)你以前有没有机会和谁谈谈搬到这里的事情，或者关于你生活的变化呢？

来访者：没有。

咨询师：在我看来，你确实经历了很多波折。和人谈谈或许是有帮助的。我觉得你内心充斥了许许多多的感觉。

来访者：(眼含泪水)我想念我爸爸。

咨询师迅速地进入了咨询协定阶段，而不是把时间花在建立咨访关系上。当她意识到讨论来访者的父亲和继父的问题比学校表现更重要时，她还及时转变了咨询协定。同时要特别注意的是，咨询开始的时间少于 2 分钟，越过了建立咨访关系的阶段以及已经就某件事建立了咨询协定，这三点同样重要。因为节奏紧凑，咨询师才有时间讨论了来访者的父亲、搬家和继父等问题，并把来访者对这几件事的情绪与他在学校的表现联系起来。

案例 3

当咨询的焦点尚不明确时，一个和来访者商定咨询目标的最简单的方法就是，询问来访者想要对什么问题进行讨论。

咨询师：我不确定你想解决哪方面的问题。你想谈谈如何成为更好的家长，还是如何终止发生在你家的所有争吵，尤其是你和你丈夫之间的。

来访者：我觉得这两件事都很重要。

咨询师：我也这么认为，但我认为如果我们分开处理这两个不同的问题，咨询会进行得更顺利。你想从哪个问题开始呢？

来访者：我丈夫的问题。

咨询师：好的。我想你是要结束争吵，对吗？

来访者：我想是这样的。

咨询师：你说"我想是这样的"是什么意思？

来访者：我们太习惯争吵了。我不知道如果我们不争吵的话该做些什么。

咨询师：我们来看看你们的争吵吧，看看它的目的是什么，以及争吵以外的你们的互动方式。如果接下来的 40 分钟我们都讨论如何结束争吵的问题，你觉得这是个好主意吗？

来访者：是的，因为我想结束争吵。

案例 4

咨询师：你提到了一些困扰你的事情。你想解决哪一件呢？

来访者：我不知道。

咨询师：我认为我们选一个问题出来，然后坚持解决到你感到自己能应付它为止，这样做相当重要。否则，我感觉我们会到处乱转，一会儿说坐校车的事，一会儿是你妈妈的事，一会儿是你继父，一会儿是你爸爸。哪个问题是你想最先解决的呢？

来访者：我爸爸或者坐校车。

咨询师：让我们把注意力集中在坐校车上，毕竟这是你一周五天都要做的事。

来访者：我不知道你做什么可以帮到我。那些孩子都对我很刻薄。

咨询师：我很肯定我们能一起找到帮助你的方法。我想确保我们暂时只关注这一个话题。从现在开始，如果你开始谈论其他烦扰你的事情，我会提醒你，我们的目标是让坐校车变成更好的体验。

在上面的案例中，咨询师与来访者达成了明确的咨询协定。咨询师理所应当地向来访者表明，咨询中需要商定一个只针对单个问题的目标。但是太多的情况下，咨询师从不和来访者说明这一点。我们并非暗示咨询师必须严格坚持只解决一个问题的做法，而是想指出，咨询目标的制定对集中咨询师和来访者的注意是非常有效的。还有更多时候，咨询没有一个明确的目标，导致咨询内容在不同话题之间跳跃，深入的程度始终停留在 10、9 或 8，从未深入 7 以下。

在下一个案例中，咨询师原本有一个针对某个问题的咨询目标，但是随后因为新情况的出现转变了目标。这种情况时常发生。咨询师要记住，时刻对咨询目标保持关注，因为咨询目标决定了聚焦和汇集的内容。

案例 5

咨询师：所以你希望我们重点解决如何帮助你停止你和丈夫的争吵。

来访者：如果能做到，那真的太好了。我们才结婚 6 个月，如果现在就这么糟糕，谁知道将来十年会变成什么样子呢。我不知道怎么才能让他开心起来。他因为我在认识他之前和那个男人发生过关系而非常生气。我对此也无能为力。

咨询师：这个话题被提到的次数多吗？

来访者：很多。一周至少两三次。

咨询师：都是怎么提起来的？他提起这件事是在什么情况下？

来访者：随便哪个晚上，或是我们外出去酒吧或是吃晚餐的时候都能被提出来。

咨询师：那时候他喝酒了吗？

来访者：可能吧。

咨询师：他不喝酒的时候你们有没有过这种争吵？

来访者：呃，（暂停）这么想来，这样的事好像都是在他喝酒以后出现的。

咨询师：喝酒在他生活中占据很大的比例吗？

来访者：是的，而我很少喝酒。

咨询师：（发现需要把目标转向一个酗酒评估）我想问几个关于你丈夫饮酒情况的问题。你觉得你丈夫有酗酒问题吗？

来访者：不像我爸那样严重。我爸酗酒非常厉害。他总是喝酒。因为酗酒，他已经十年没有工作了。我很高兴遇到了我丈夫，否则我可能现在还和父亲住在一起。

咨询师：我们一会儿再来讨论你爸爸的问题，我想了解更多你丈夫喝酒的情况。你丈夫的父母有没有，或是曾经是否有过酗酒问题？

咨询师发现这个问题似乎与来访者丈夫的酗酒问题有关，所以她切换了咨询目标，开始评估来访者丈夫的酗酒情况。这么做的原因是，如果存在酗酒问题，那么它作为很多家庭问题的来源，就应该首先被处理。经验告诉我们，要成为一个熟练的咨询师，必须要对成瘾问题的咨询有广泛的了解。在中小学、大学、心理健康中心和许多治疗机构中，许多问题都来自来访者的成瘾史。

案例 6

咨询师：我希望你能和你爸爸一起解决这个问题。在我看来，似乎还存在许多未解决的痛苦。

来访者：（开始哭泣）哦，是的。我妈妈的问题已经够困难了。我不知道怎么说起我爸爸的问题。

咨询师：（以一种呵护，但坚定的语气）除非你解决了你和父亲的问题，不然你可能解决不了你的关系问题。我知道你很害怕，但你也同样想拥有良好的爱情关系。

来访者：光是想到要去解决它，我就觉得可怕。

咨询师：我知道，但这是值得的，我知道无论发生什么，你都能面对。你似乎已经准备好了，但如果你不这样认为，我们也可以把它推迟到后面的咨询中去。

来访者：我想你是对的。我觉得我已经开始着手面对我和父亲的问题了。我们要怎么开始呢？

咨询师：我们先把你父亲放在这张空椅子上吧。（来自格式塔疗法——来访者在前几次咨询中已经做过几次空椅的工作）你想和他说什么？

困难而漫长的咨询协定确定过程

前面这些案例中，建立咨询目标是相当明确和容易的。大多数时候，咨询协定是咨访双方协商的，或者咨询师很明确目标应该是什么。但有时建立咨询目标会更加困难一点。来访者可能会没有主题地漫谈、困惑迷茫，或者无法决定首先关注解决一堆问题中的哪一个。接下来的几个案例中展示了那些困难而漫长的咨询协定确定过程。

与漫谈的来访者确定咨询协定

咨询师：我们已经交谈 10 分钟了，我还是不确定你在什么问题上需要我的帮助。

来访者：我不知道。我不确定我是想打篮球还是当啦啦队长。我知道我想做些能让我在男孩子面前展示自己的事情。太可怕了。我真希望我不用总觉得自己必须找个男朋友。见鬼，我妈妈经常换男朋友。我不喜欢她现在的男朋友。他对我不好，我也不喜欢他看我的眼神。他很吓人。

咨询师：（以一种平静、从容的语气）苏西，我想知道你最紧迫的问题是什么。你想解决篮球的问题吗？

来访者：我妈妈说我应该去啦啦队。她就是啦啦队长，她觉得那样就有更多人和我约会。我觉得文斯·罗杰斯我很感兴趣。他很可爱，但他比我矮。你怎么看待和一个比我矮的人约会这件事？

咨询师：（以一种善意、关心的语气）等一下。你一直在变换谈话的主题，我想让你放慢一下节奏，思考一下你到底想表达什么。

来访者：我总是这样，我一次想很多件事情。

咨询师：我理解这种情况。我想我作为咨询师的任务之一，是让你一次集中于一个问题。如果我们只关注在一个点上，你会加深对自己的了解。并且在咨询结束之前，我们可能还会探讨一下你一次思考多件事的习惯。

这个案例中的咨询师很清楚地意识到了来访者漫无中心的谈话倾向。她知道自己必须尽快和这个女孩定下咨询目标，否则咨询无法深入到 7 以下。

与迷茫的来访者确定咨询协定

来访者：我不知道我是不是应该回到以前的工作岗位。医生说那对我的身体要求太高了，但我想我也许能做到。我现在感觉很好。但我也不想伤害自己的身体，医生说如果我开始搬运东西，这种情况便很有可能发生。我的上司说，他希望我回去。我的妻子听了医生的话，说她绝不希望我回去做那份工作。我想，可能我最好还是去看看其他的工作，但我只了解如何在仓库工作。我喜欢在那儿上班。我甚至不知道怎么找其他的工作。

咨询师：你正经历着很多事，我能想象那会让你多困惑。

来访者：我真的很困惑，有时我在考虑继续在仓库工作但是换个新的岗位，有时我又想找一份不同的工作。这些想法在我脑子里不停盘旋。

咨询师：我想你会如此困惑，是因为你一次考虑了太多的事情。在你说话的时候，我就在想这个问题。在我听来事情是这样的，你需要决定的第一件事是，你是否能回到你的旧岗位上去，因为那是你的第一选择。这件事一旦决定好，并且如果你决定不回去的话，那我们就要仔细讨论一下其他的选择，比如，是在仓库的不同岗位工作，还是找一份其他地方的工作。

来访者：但是我如果不试试，我怎么知道我是否能回到原来的岗位呢？

咨询师：我们来花几分钟试着解决这个问题。你同意吗？

来访者：好的，但我不知道如何决定我是否该回去。

咨询师：我有一些想法，但我需要确保，我们一致认同接下来的对话都是关于这个主题的。我把它写下来，然后我们根据这个图表来讨论。

想回去	可以回去
是的	？
	医生的意见
	你身体的感觉如何
	妻子的想法

在上面这个案例中，咨询师帮助澄清了来访者谈话的内容，确保了双方商定了要决定来访者是否能回到旧岗位的咨询目标。她使用了图表，让来访者的思绪集中在咨询目标上。

与有不同问题的来访者确定咨询目标

来访者：我不觉得米西喜欢我。她现在和琼一起玩，而不是我。

咨询师：你想主要解决这个问题吗？

来访者：我不知道。因为周末我不得不去看爸爸的事，昨晚我和妈妈吵了一架。我不想去，很没意思。他经常留下我和他的新妻子一起，我并不喜欢她。好吧，说真的，我觉得她不喜欢我，也不喜欢我妈妈。

咨询师：听起来这是我们可以讨论一下的问题。

来访者：你看，我爸妈现在还是经常在电话里吵架。我妈妈想让我爸爸支付他应该支付的费用。德洛雷斯，我爸爸现在的妻子，她觉得我妈妈不应该要钱。我妈妈甚至让我去和我爸爸要钱（开始哭泣）。

来访者：（用一种关怀的语气）夹在争吵两方的中间，那滋味一定很不好受。

来访者：是的，很不好受。所以我喜欢学校。但如果米西也不想和我做朋友了，学校甚至会让我更难过。

咨询师：卡罗琳，你提到了好几件困扰你的事情。我不确定我们要先讨论哪一件。

来访者：我还有其他的事情可以和你说。

咨询师：如果它们真的很重要，我想听你说说。现在我只是试图从你告诉我的好几件事中，找出一件最适合我们讨论的。我希望在今天剩下的时间里面，我们能决定一个要讨论的问题。

来访者：你觉得应该是哪件事呢？

咨询师：这是个很难回答的问题。我们在白板上列下来，这样你就能看到你想讨论的所有问题了。（咨询师走向白板，列出问题。）所有问题看起来都很重要，你和米西，这个周末的问题，夹在父母争吵中间的问题，以及你和父亲的新妻子的关系。也许今天有时间的话，我们可以讨论两个话题。

> 卡罗琳想要解决的问题清单
>
> 米西
>
> 这周末的去向
>
> 夹在父母中间
>
> 爸爸的新妻子

来访者：我觉得我想谈谈米西，还有她为什么不喜欢我。然后我们可以讨论我夹在父母中间的问题。

咨询师：好的。我们来看看你和米西的关系。再多和我说说发生了什么。

在这个案例中，所有的问题看起来都很重要，但咨询师跟进了来访者选择的话题。让来访者看到这份清单，有助于她确定她所关心的问题。

与非自愿的来访者确定咨询目标

读者要意识到，如果来访者是被法官、校长、当局、配偶或父母强迫来咨询的，咨询当中几乎总是会出现困难。当来访者是被迫来咨询，或是不想咨询时，咨询协定的环节会变得更冗长。从某种意义上说，咨询目标就转变成为，使得来访者愿意谈谈他的问题。通常情况下，新手咨询师会在良好的咨询关系建立以前，来访者还没有意愿解决自己的问题时，就试着让来访者开口谈论问题。冲击疗法师意识到，与非自愿的来访者进行工作，成效会出现得比一般的咨询更晚，比如在初次咨询的最后几分钟，或者甚至是第二次或第三次咨询时，来访者感到咨询师确实能帮助他的时候。

来访者：我不想和你说话。我爸妈才应该来这儿。

咨询师：难道不是法官要求你来的吗？

来访者：是啊，天哪，他是个混蛋。

咨询师：我想知道，你能不能多和我说说你和你妈妈之间的争吵。

来访者：我说过，我不会告诉你任何事。

咨询师：我相信你。那我们来讲讲其他你想要谈论的事情吧。

来访者：比如？

咨询师：你穿着那件 T 恤。你喜欢赛车？

来访者：见鬼，是的。我每周都看赛车。我最喜欢纳斯卡赛车。

咨询师：我有时候会看。我去看过几场比赛。你都和谁去看比赛呢？

来访者：我全家都很喜欢赛车。这是唯一一件我们可以一起做的事。如果比赛持续很长时间，事情就会开始变糟糕了。

咨询师：为什么呢？

来访者：喝酒。如果比赛超过 4 小时，他们就会喝酒喝到醉。

咨询师：他们是习惯酗酒，还是只在比赛那天喝？

来访者：相信我，他们绝不是只在比赛日喝酒！

咨询师：我知道你不想谈论这个，但是，我可以问你一个问题吗？

来访者：问吧。我也不知道我会不会回答你。

咨询师：（以一种缓慢而漠不关心的语调）这些你和你父母的争吵与酒精有关系？

来访者：我猜这个我能回答。他们经常喝酒。他们彼此争吵，并且和能见到的每一个人争吵。有天晚上我实在受不了了。妈妈对我八岁的妹妹大吼大叫个不停。我猛地关上了门。我又能说什么呢？

咨询师：（再一次，用漫不经心的语气）鲁本，我在思考，也许，只是也许，有些事情上我是可以帮忙的，但我不确定你会不会想谈论这些小事。

来访者：什么意思？

咨询师：我了解很多父母有酗酒问题的家庭的孩子。我脑子里总在想这些问题，我希望你也能想到这些。仅此而已。

来访者：比如什么小事？

咨询师：你愿意听我说说关于酗酒的问题，以及它对家庭有什么影响吗？

来访者：好啊，我可以听一点。反正也没别的事做。

咨询师：非常好。让我来告诉你关于酗酒如何影响家庭关系的问题。

在这个案例里，咨询师试着建立一个咨询目标，她发现自己无法做到，并接受了初始目标应该是建立咨询关系这一现状。她用她的语气、对纳斯卡赛车话题的选择以及措词("小事")来建立良好的咨访关系，而且她巧妙地以退为进，达到了确定咨询目标的目的。在最后，她成功地与来访者达成了讨论酗酒问题影响家庭的咨询协定。

持续会谈案例

在第五章中，我们介绍了唐和他的继父、父亲的关系，以及他的学业问题。在初次会谈中的建立关系阶段，他不愿谈起这些问题。本章我们将继续展示这个案例中的确定咨询协定的过程。

建立关系阶段的结尾

咨询师：我想问你：卡洛斯是个坏人吗？还是你只是不喜欢他在学业上强迫你？

来访者：事实上，他是个正派的人，对我妈妈也很好。我只是不明白为什么他觉得自己有权利在学业上控制我。他不是我爸爸，也不是我的校长。

咨询师：(以坚定的口吻)关于他为什么关注你的学业，我有一些想法。我只希望你能给我一个帮助你的机会。

来访者：我会给你这个机会的。毕竟我没什么可损失的，而且你看起来还不错。

咨询师：在我表达对卡洛斯的看法之前，再多和我说说你的学业情况吧。是功课太难了，还是因为你毫不在意它，所以才不去做？

来访者：噢，并不是很难，如果我试着去做的话，我也许可以全拿 A。在那些每个人必须参与的测验上，我可以拿很高的分数，或者，至少别人是这么告诉我的。

咨询协定阶段

咨询师：在我看来，我们可以谈谈为什么卡洛斯关注你的学业，以及你对他试着鼓励你的这种做法的反应。我们也可以谈谈你对学校的想法。你觉得这样会有帮助吗？

来访者：我不知道我是否想要去喜欢他。

咨询师：（以一种十分理解的语气）光是想到喜欢卡洛斯这个人，就足够让人感到困惑了。在你看来这像是对你爸爸的不忠？

来访者：是啊。我确实这么想过。我爸爸在汽车店做修理工，他说如果我辍学了他可以在那儿给我找份工作。他说学校的作用被高估了。妈妈不喜欢我和爸爸出去，因为他经常喝酒，妈妈担心我也会酗酒。

咨询师：你怎么看待你爸爸酗酒的问题呢？

来访者：我不喜欢他喝酒，我也很担心他。很多次我不得不帮他清理干净，把他扶上床。这就是我和妈妈争吵的原因。我想在爸爸那儿过夜。我担心他会死于自己的呕吐物，或者抽烟不小心把家烧着了。

咨询师：我能看出来你想帮助你爸爸的原因，我也明白了为什么你妈妈认为少和你爸爸待在一起对你有好处。

来访者：在我还没能说服妈妈让我去爸爸那里时，她就已经厌倦和我争吵了，她会迁就我。现在有卡洛斯在，她就变得强硬了。我觉得这是我不喜欢卡洛斯的另一个原因。他们怕我会像我爸爸一样，因为几周前，我确实试着喝了点酒，那让我很不舒服。我只是特别担心我爸爸而已。

咨询师：我想那又是一个可以深入讨论的问题——你爸爸的酗酒问题，还有你对酗酒的想法。其实还有许多事我们可以讨论——卡洛斯、你的妈妈、你对爸爸的担心、你爸爸的酗酒问题、你对酗酒的想法，以及你的学业。讨论哪个会对你最有帮助呢？

来访者：我不知道。

咨询师：好吧，我在想，是否谈谈卡洛斯会比较好。

来访者：那可能不错。那会让我妈妈很开心。我不知道我有没有准备好谈论我爸爸。

在咨询协定部分，咨询师继续收集了关于唐和他的感受等信息。咨询师意识到有许多可供探索的方面，并且给了来访者几个选项。来访者不知道如何选择时，咨询师会选一个最有意义或急需解决的问题。

我们用这个案例来表明，当来访者自身没有偏好或是很显然有急需解决的问题时，咨询师可以帮助来访者选择一个咨询目标。

本章小结

RCFFC 中的第一个 C 代表了咨询协定，它可以是隐含在咨询里的，也可以是被明确呈现出来的，冲击疗法咨询师会花必要多的时间来确定咨询协定。咨询目标决定了咨询聚焦和汇集的内容，因此咨询师必须时刻对咨询协定保持关注。在咨询协定确定过程中咨访关系也随之建立起来，因为确定了咨询协定来访者也就感觉到咨询师的决心，此时更有利于咨访关系的建立。咨询目标时常可以随着咨询的进展发生变化。当来访者漫无目的地谈话、困惑迷茫、同时有许多问题或是被迫来咨询时，确定咨询协定就会遇到困难。

第七章

聚　焦

RCFFC 中的第一个 F 代表 Focus（聚焦）。一旦建立了良好的咨访关系、确定了明确的咨询协定，咨询师通常需要在汇集阶段之前聚焦会谈。在聚焦阶段，咨询师的目的是向来访者表明哪些问题与咨询协定有关。可以说，聚焦是对咨询协定的扩展。在总目标所需汇集内容明确的情况下，聚焦阶段可以是很简短的，甚至不需要发生。

聚焦对象

聚焦对象取决于理论。

根据使用的理论不同，咨询师会关注咨询协定的不同方面。使用理性情绪疗法的咨询师通常会关注来访者的自我表述，使用格式塔疗法的咨询师可能会强调由过去经历迁移至今的情绪。使用现实疗法的咨询师可能关注来访者的行为计划。使用沟通分析疗法的咨询师会关注来访者不同的自我状态以及来访者是如何改变自我状态的。

怎样聚焦

有许多聚焦技术可供咨询师使用。其中最常用的方法是询问相关问题，另外可以使用不同的创新技术，如使用道具、书写表达、空椅技术或运用动作。

案例 1　适应其身体的残疾

咨询师：所以你是想要我帮助你适应你的残疾。这我可以做到。一分钟前你说过你觉得自己没有任何价值。你为什么会这么认为？是因为你的腿不好吗？

来访者：是的。我习惯于充满活力。运动，或者在家里做各种各样的事情，你知道我的意思。

咨询师：你所说的我都明白，但是你仍然没说你为什么没有任何价值。让我再问一次，为什么你对你的妻子孩子没有任何价值呢？

来访者：因为我是个瘸子——你看不见嘛！

咨询师：（用坚定的、不容置疑的声音）我看到了你的腿不好。但是我没有看到一个没有价值的人。让我们具体看看你对自己说了什么让你觉得很糟糕吧，你觉得自己一无是处不是因为你的腿不好，而是因为你对自己的表述。

这位使用理性情绪疗法的咨询师，用他的语调促使来访者去关注导致其无价值感的自我表述。

案例 2　帮助来访者接纳她的工作

来访者：我想我需要先谈谈我的工作。

咨询师：关于你的工作，你想说些什么呢？

来访者：我不知道。我只是不开心。我产生了很大的压力，而且我从来没有得到过任何积极的反馈。我感觉我的整个人生就是工作。我每周工作将近 60 小时，而单位里有些人讨厌我一直在那里工作。

咨询师：超过规定的工作时间那么多，有什么好处吗？

来访者：我没有收任何加班费。我只是希望把我的工作做到完美，但是我没有办法在一周规定的 40 小时之内完成。我每时每刻都担心着有人会进来，或者有什么事情没有做。

咨询师：那为什么会做不好呢？

来访者：我只是想把事情都做对。我非常害怕他们会开除我。我经常担心会失去工作。

咨询师：你认为自己会被解雇，有什么依据吗？还是仅仅是你的猜测？

来访者：我确实感觉到了。

咨询师：我知道你有那种感觉。但是为什么会有这种感觉呢？他们对你说了什么表明你会被解雇吗？让我们分析一下你被解雇的可能性吧。

在这个案例中，咨询师认为关注点需集中在来访者工作的某一方面上。咨询师引导来访者专注对于被解雇的恐惧这个问题上，因为他感觉到，在讨论来访者工作、生活的其他方面之前，最好先解决这个问题。

案例3　为感恩节回家做好准备

来访者：我讨厌回家。妈妈会为了任何事情对我大吼大叫。在她没有男朋友或者与男朋友吵架时，就更糟糕了。感恩节快要到了，我现在就已经很害怕了。我得想个办法处理这个问题。

咨询师：特拉维斯，我想你说的是，当你回家的时候，会感觉自己就好像踏入了战场。

来访者：是的。

咨询师：（请来访者聚焦）我想做的是教你在家中使用盾牌。（决定使用创新技术来帮助来访者专注于此问题，伸手拿起一个12×12的有机玻璃递给特拉维斯）我希望你把这个想象成一块盾牌，当你妈妈对你大吼大叫时保护自己。你可以在心中预测她会说什么，然后用盾牌让这些评论转向。这听起来怎样？

来访者：你是什么意思？

咨询师用一个道具使来访者专注于保护自己免受母亲伤害。她将把会谈汇集在这一点上，使来访者做好回家的准备。

案例4　接纳成绩

咨询师：等一下。你只是在不断地重复这个问题。我想要打断你一下而且我想要写下你对于自己必须得到A的自我对话。毫无疑问你感受到巨大的压力。我想看看你的自我对话可以帮助你看清压力来自哪里。你刚才说"如果我不能得到全A，就意味着我是个笨蛋"。（把句子写在白板上）

来访者：是的，我不想成为笨蛋，但是我现在得了B！我不能得B。我不知道该怎么做！

咨询师：（使来访者聚焦）我们先不谈这句话，继续写你的其他表述。你还说"如果我不能得全A，我就进不了任何大学"。然后你说"如果我得不到A，我就不能当医生"。看到了吗？为了取得好成绩，你给自己施加了这么多的压力。（咨询师把这些句子写在白板上）

来访者：（盯着句子）这些想法一直在我头脑里出现。我该怎么办呢？

咨询师意识到来访者陷入了消极的自我对话中。咨询师通过写下这些句子来缓解来访者的压力，并让她关注那些不合理的自我表述。

案例 5　做出有关婚姻的决定

咨询师：山姆，我已经看过照片了。你在重复之前说过的话。我想在今天的咨询结束之前和你一起解决问题。我知道，你试图在维持婚姻和离婚之间做出决定。我将用这两把椅子代表两种选择。（拉过两把椅子，并把它们分开放在来访者面前，两把椅子之间相隔约 1.2 米）现在你看着这两把椅子。（来访者盯着两把椅子）你不能同时坐在两把椅子上。你需要弄清楚哪一个是最好的选择。（来访者看看这把椅子，又看看那把椅子，陷入了沉思。）

咨询师用空椅技术帮助来访者更清楚地看到他的问题。用椅子代表不同的概念是一个很好的聚焦会谈的方式。

案例 6　接纳自己

来访者：这都是因为我不喜欢自己。我身上没有任何一点是让自己喜欢的。

咨询师：我想给你看一个东西。（举起一只纸杯）假设这只杯子代表你的自我价值。根据你的说法，你有很多劣势降低了你的自我价值。让我们给这个杯子扎上几个洞代表这些劣势。并在每个洞旁边写上其对应劣势的名称。然后我们讨论一下针对这些劣势，你能做些什么。请你拿好杯子，根据这些劣势对你自我价值影响的大小钻洞（把杯子和一支用于钻洞的铅笔递给来访者）。

来访者：我的外表是一个大的洞（钻孔），我的体重（钻孔），我不聪明（钻孔）。我希望有不同的父母，他们毁了我的生活，这是个大洞！

咨询师：可能还有更多的洞，但是让我们把重点放在可以应对所有洞的方法上，然后再逐一讨论如何应对每一个洞。请在每个洞旁边写上名称，以免我们忘记。

咨询师使用杯子让来访者更清楚地关注自己的问题。来访者开始对自己的不同问题进行思考。杯子上的洞可以作为咨询师进行汇集会谈的参考点。

案例 7　摆脱工作中的麻烦

咨询师：我认为我们需要做的是关注你身上小男孩的那部分（拉过一张儿童

椅)。这家伙(盯着椅子)在工作中给你制造了各种各样的问题。如果你不知道如何远离这张椅子,你就会失去工作。他们可能不会再给你一次机会。

来访者:(盯着椅子)你说得对。我必须把那部分控制住。我比过去好多了。我现在仍然因为那四个家伙所做的事而憎恨他们。我不会让他们逃脱惩罚的。

咨询师:就是这种想法会给你带来麻烦。我们要把你带到这张成人椅子上(拉出一张普通大小的椅子代表成年人)。如果做不到,你遭受挫折只是时间问题,你的工作也会受影响。我知道我们可以找出比这个小男孩所用的更好的方法(盯着儿童椅)。

咨询师用儿童椅迫使来访者看到他需要关注的问题。咨询师对来访者的态度也很坚定,因为她知道来访者如果不能尽快处理这个问题,就会失去工作。

何时聚焦

由于冲击通常来自聚焦和汇集会谈的结果,因此我们鼓励咨询师尽可能快地聚焦会谈。通常情况下,新手咨询师在会谈聚焦之前所收集的信息远超所需,所以我们建议尽快聚焦,但也必须小心,一旦聚焦过快,可能会导致聚焦错误,或者没有足够的信息来判断聚焦和汇集的对象是什么。如果时机正确、对象恰当,那么尽快聚焦是最好的选择,这样可以给汇集阶段留出更多时间。

当会谈还有足够剩余时间时

对于咨询师来说有一点非常重要,那就是在没有足够时间的情况下,不对任何问题进行聚焦和汇集。如果所咨询的问题在本质上不是个人问题的话,咨询时间的多少是无关紧要的,但是在某些问题上,咨询师必须确保有足够的时间来充分讨论这一问题。

所有咨询师都必须做好在会谈的最后5~10分钟处理重要问题的准备。当发生这种情况时,我们会告诉来访者,此次会谈没有足够的时间来处理新出现的问题,建议在下一次会谈中更深入地探讨这一问题。如果发现某位来访者经常发生这种情况,我们通常会在会谈开始时提出,她有在会谈的最后几分钟才提出问题的习惯。这种习惯导致一些重要问题难以被深入探讨。

当来访者难以把问题带入聚焦环节时

通常来访者会提出许多他们需要讨论的话题，然后却不真正谈论这些。他们讲许多故事，给出过多的细节，并表达不同的情绪感受，但实际上他们从未真正关注过任何重要的事情。当冲击治疗师意识到这些，并试着让来访者专注于一些方面时，将对来访者产生有利的影响。

案例　咨询协定是帮助来访者专注于一个问题

咨询师：那么谈谈你的女朋友会有所帮助吗？

来访者：也许吧。你知道的，我女朋友打算待在家里上大学。我真的想离开这里。我和她相处得很好，但是我们仍会因为我迟到了或忘记打电话给她而吵架。我想知道我为什么会那样做。

咨询师：基科，我想要把会谈集中在关系的一个方面上。你倾向于从一个话题讲到另一个话题，我们却从未对任何话题进行深入的挖掘。我想让你更好地了解你女朋友的议题。让我们谈谈你现在的矛盾吧。请我告诉我更多关于冲突的具体情况。

咨询师决定把会谈集中在冲突上，因为他觉得这是一个重要的议题，而基科倾向于回避谈论它。咨询师通过自己的判断来选择话题，而不是花额外的时间来决定什么是话题。他想要聚焦问题然后汇集会谈，以便对来访者有所帮助。

当来访者有很多事要说时

有时来访者有很多事情想说，试图在一次会谈中涵盖所有的问题。对于一个问题的讨论会引发对另一问题的思考。这导致来访者在一段时间内不能专注于一个问题，因此会谈就不会产生冲击。当咨询师观察到这种情况时，就要试着把会谈聚焦在一个重要问题上，以便会谈能够富有成效。

案例　帮助来访者弄清楚要做什么

来访者：（用非常焦急、快速的声音）我儿子杰夫昨晚发生了严重的车祸。他喝了酒。谢天谢地每个人都没事。我现在完全不知道该怎么办。我是该惩罚他还是该庆幸他没出事？还有，这个周末我和我丈夫准备出城，我们指望杰夫带他的姐妹们去参加她们的乐队练习和足球比赛，但是现在我们不知道是否应该信任他。

我讨厌错过女孩们的比赛——我想观看她们所有的比赛。我不想让杰夫开车，但我需要他开车送他的姐妹们。我想要取消这次旅行，但是我妹妹期望我们能去，因为她刚刚生了孩子，她家中已经有两个小孩了。你知道，这一切对我造成了很大的压力。这些都让我感觉很不好。因为神经紧张，我从两个月前开始吃药，我不想变得像以前那样。昨晚我失眠了，因为脑子里面塞了太多的东西。

咨询师：（用一种缓慢、镇静声音来使来访者聚焦）你有很多问题需要解决。我想找出最好的办法帮助你。虽然我们希望解决尽可能多的问题，但是一个时间段内只谈论一个问题是最好的选择。眼下你的身心健康是我们首先需要探讨的问题，也是最重要的问题。让我们根据现有的条件和情况找出最好的解决方法。先讨论一下你出城是否是最好的选择吧。我们可以分别列出是和不是的原因（咨询师在白板上列出表格）。

咨询师发现来访者需要列一个清单来聚焦会谈，因为来访者似乎没有这么做的意识。但在其他情况下，有时来访者仅需要讨论许多不同的话题。这时，咨询师需要做的是倾听、反馈，并给予支持和鼓励。

不宜使用聚焦技术的会谈

有时候，当咨询协定主要是倾听时，比如说悲伤辅导，又或者当来访者头脑里有非常多的想法时，咨询师会觉得倾听比聚焦在某一问题上更好。也有时，当来访者拒绝关注一个问题时，咨询师就需要使用主动的倾听技术，并且继续建立良好的咨访关系和收集信息，以便进入来访者的世界。

持续的会谈案例

第一次会谈只进行了几分钟。似乎已经建立了良好的咨询关系，也已经订立了咨询协定，尽管咨询师注意到有许多可能的协定方式或问题有待讨论。在订立咨询协定这一阶段之后，咨询师开始聚焦会谈。

咨询协定订立阶段的结束

咨询师：唐，我想这是另一个需要探讨的话题——你爸爸酗酒，甚至是你酗酒。实际上我们有许多事可以讨论——卡洛斯、你妈妈、你爸爸、酗酒，还有学校。其中对你最有帮助的问题是什么？

来访者：我不知道。

咨询师：嗯，我想稍稍讨论下关于卡洛斯的问题。

来访者：那可能不错。那会让妈妈高兴。我不知道是否做好了谈论我爸爸的准备。

聚焦阶段

咨询师：我们可以用其他时间讨论你爸爸。来看看你坐到另一张椅子上去会怎么样吧（咨询师把一张椅子放到离来访者几米远的地方），你与椅子的距离相当于你与你继父帮助你的苦心之间的距离，以及你为什么是这样的反应。我想如果你理解了这一点，就能弄清楚许多事情。你现在坐的位置是你所不了解的。

来访者：好吧，告诉我，他为什么要做这些？是要讨好妈妈吗？

咨询师：我不是这么想的。我的猜测是，他是一位校长因而会关心孩子，而你是他妻子的儿子且同他一起生活，因此他特别关心你。再加上他看到你有机会获得比目前计划的还要好的生活。

来访者：但他为什么要在意呢？我又不是他的孩子。

咨询师：你知道他是否是一个有良好声誉的校长？你了解他学校里的孩子吗？

来访者：我知道，他们都说他是个很好的人，以及我是多么的幸运。但是他们不知道和他住在一起是怎样的感受。

咨询师：我认为说他是一位好校长很合理。对你来说，他是太过刻薄还是仅仅想鼓励你完成你的任务，这样你就可以上大学，或者至少可以高中毕业？

来访者：不，他并不刻薄——他从不大喊大叫。他总是试图让我去做这项工作。他确实对我很失望，他给我听那些能发挥我潜能的讲座，让我过上更好的生活。我讨厌那些讲座。

咨询师：让我们看看另一把椅子。你心里是否有一部分能理解他为什么要这么做呢？

来访者：（盯着椅子）我不知道他为什么要给我讲课。也许他是想听自己演讲。

咨询师：如果我坐在另一把椅子上来扮演你，对于你理解他会有帮助吗？

来访者：是的。那样会比较有用。

在这个聚焦阶段，咨询师让来访者思考他继父的动机。使用另一张椅子有助于来访者认识到有一个如何看待这种情况的机会。咨询师做好了汇集会谈的准备以便咨询产生冲击。咨询师想要来访者更好地理解他和他继父之间发生了什么，以及背叛父亲的感觉。

本章小结

聚焦阶段是咨询中使问题变得更明确或更具体的阶段。一位冲击疗法咨询师总是在思考需要聚焦什么、怎样聚焦以及何时聚焦。需要聚焦什么取决于来访者的需求、准备、咨询协定和所使用的理论。咨询理论、辅助道具、空椅技术和许多其他的策略可以用于聚焦会谈。通常情况下，最好是尽可能快地聚焦会谈，节省更多时间用于汇集；然而有的会谈中不聚焦会更好，例如哀伤治疗，或是来访者需要发泄积累在心中的不满。

第八章

汇　集

冲击疗法历程图 RCFFC 的第二个 F 代表 Funnel（汇集），是咨询最重要的阶段，因为没有汇集，往往就没有冲击。汇集是指把问题或者情绪带到一个新的或者更深的层次。在冲击疗法中，我们使用 10～1 深度表来评估会谈的过程。汇集至少可以将会谈降至 7 左右，然后尽可能地再将其降至 7 以下。（见第一章）

谁负责汇集

咨询师和来访者都可以在会谈中汇集问题。来访者如果没有这么做，那么咨询师会在适当的时候试着在会谈中汇集问题。冲击疗法咨询师一直在监测是否有问题、话题、想法或者情绪需要汇集。

有些情况下，咨询师不汇集会谈。第一种情况是有些问题不适合汇集。这种情况我们将在本章后面讨论。另一种情况是，来访者正处于对某一改变的预先思考或思考阶段，这时来访者会抵制任何将问题更深入的尝试，因此咨询师无法将其汇集在 8 以下。

在治疗时严重的错误之一是最应该汇集议题的时候却没有这样做。很多时候，咨询师认为最主要的任务是倾听、释义和镜映，所以他们不注重汇集。还有些时候，咨询师没有采用任何的冲击方式或者遵循某种理论，这也导致他们无法汇集议题。许多咨询师没有汇集会谈是因为他们害怕来访者不同意或是害怕伤害来访者。有些咨询师甚至认为来访者应该是唯一汇集会谈的人。这些想法导致无效的咨询。来访者应该得到最好的咨询，然而通常并没有，因为他们的咨询师不了解汇集的重要性或不知如何汇集。

汇集什么

任何有帮助、有价值的内容都应该被汇集。为了便于理解，我们将这些内容划分为四个类别：与契约相关的话题，需要进一步探索的认知、情绪和行为，咨询师和来访者之间的问题以及会谈中的动态变化。

汇集与契约相关的话题

当咨询师倾听来访者的诉说时，他应该考虑到心理治疗的整体契约以及此次会谈的具体契约。如果契约是明确的，那么他就会听取与契约相关的主题。例如，某个契约是帮助孩子理解为什么不喜欢学校，此时的有价值的主题可能包括成绩、现在的老师、家长对学校的态度、兄弟姐妹的成绩或者家庭生活。无关主题是打棒球小联盟或者上周末去动物园。如果契约是帮助来访者是否应该离开家，有价值的主题可能包括财务、社交生活、家庭关系、家庭史，而不是她的爱好，更不是她在最后一段恋情中遇到的问题，并且这段恋情两年前就结束了。

咨询师很容易偏离正轨，把她感兴趣的话题汇集起来，或者汇集一些与契约不符的话题。下面这个案例就是一个很好的例子。

一对夫妇因为婚姻问题前来咨询，原因是他们共同点太少且没有共同爱好。妻子对不曾做过什么感到很沮丧。丈夫同意自己不喜欢外出，但他认为影响婚姻关系的另一个问题是两年前他们孩子的夭折。他觉得妻子从来不想谈论这个话题。我问了几个问题之后，打算把孩子的夭折作为汇集的话题。但后来我意识到，在会谈最初的 10 分钟里我们澄清的契约是确定离不离婚。因此我问他们，如果孩子还活着他们的婚姻关系是否也存在同样的问题。他们都说"是"，因为他们在如何消磨时间和其他许多问题上存在分歧。因此如果把孩子的夭折作为汇集的话题就是错误的。

汇集需要进一步探索的认知、情绪和行为

除了考虑什么话题值得汇集之外，冲击疗法咨询师还要思考汇集来访者的某些认知、情绪或行为。在会谈的任何时候，来访者都可能分享一个重要的、值得

汇集的观点或情绪。同样，有些时候来访者会描述一个值得汇集的行为。

汇集想法

冲击疗法使用的主要理论之一是 REBT，它非常强调认知引发情绪的观点（Ellis，1962）。当来访者在诉说时，冲击疗法咨询师倾听可能造成问题的想法。很多时候，咨询师会想要汇集这种想法（给来访者），这样来访者就能明白，他的想法是如何使他感受到自己的行为方式以及他的思维方式是自我挫败的、不真实的或者非理性的。

案例 1

和一个四年级的学生进行 10 分钟的谈话。

来访者：艾米数学总是得 100 分，而我有时却会错一两题，我太愚蠢了。

咨询师：（决定汇集来访者的想法）所以你认为因为没有获得完美的分数，所以自己是愚蠢的。但是你在所有科目中都取得了好成绩，请向我解释一下这是什么原因。

来访者：嗯，艾米的成绩比我好，这就意味着我很蠢。我讨厌我们数学考试的日子。

咨询师：也许艾米在数学方面比你强。但是我想知道，"她数学比你好这件事"是怎么让你变愚蠢的。艾米和你是否愚蠢有什么关系？在我看来，你的成绩可能是你有多聪明的最好证明，而且你的成绩确实很好。（停顿）请回答这个问题："艾米使你变得愚蠢吗？是还是否？"

来访者：（思考了一会儿）嗯，我想她不能，但是我……

咨询师：（打断）我知道你还有很多想说的，但是我们首先要确保你意识到自己并不愚蠢。你蠢吗？还是你有时候没有得到 100 分？

来访者：嗯，也许我不蠢，但是我讨厌出错。

咨询师：让我们看看为什么会这样，但是我想确认你意识到了，没得 100 分并不意味着你愚蠢。

在这个例子中，来访者认为犯错等于愚蠢，咨询师通过使用 REBT 理论来反驳这种想法。这一会谈汇集在 7 之下，并且可能会产生冲击。因为来访者要挑战自己错误的信念。

案例 2

这次会谈的契约是帮助来访者理解，为什么她会深陷糟糕的恋情中无法自拔。此时，她已经描述了一些和伴侣之间的不良事件。

来访者：但是如果离开他，我就再也不会遇见其他合适的人。我不知道该怎么办。

咨询师：（汇集她的想法）"我再也不会遇见其他人了"是什么意思？有什么证据支持这种想法呢？

来访者：我今年 29 岁，还有两个孩子。没人想找我这样的人。我很幸运能在只有一个孩子的时候遇见特洛伊，所以我知道以现在的条件找到合适的人是不可能的。

咨询师：（用一种引人深思的语气）等等。难怪你坚持和特洛伊在一起。你相信你脑海中的想法，但是你从来没有质疑过它们的有效性。你现在的自我暗示包括：永远都遇不到合适的人，而且没有人想找一个有两个孩子的女人，所以和特洛伊在一起是一个不错的选择，你还认定必须要有一个男人在身边才是幸福的。但是我想和你一起探讨这些想法是否都正确。首先，让我们看看这句话——"我永远碰不到合适的人"，是对的吗？

来访者：我要去哪里邂逅合适的人？我不喜欢去酒吧。而且，我还有孩子。

咨询师：我们可以谈谈如何与人相遇，但先让我们聚焦一下你的观点，你说你永远找不到合适的人。"永远"是一段很长的时间。另外，你怎么知道未来会怎样？如果你说"我再也不会是 10 岁了"，我同意，但是我不同意你说再也找不到合适的人了。你认为你的未来已经确定了吗？

来访者：嗯，不。我想一切皆有可能；但是，谁想要一个有两个孩子的女人呢？

咨询师：你知道有谁曾有过孩子但却遇到了合适的人吗？

来访者：（思考了一会儿）阿洛乌在她有 3 个孩子的时候认识了她的丈夫，阿姆斯特朗遇见菲利普的时候有两个孩子。

咨询师：那你为什么相信自己的这些想法呢？你在告诉自己一些根本不对的事情，但是你却盲目地相信它们。遇到某人之前也许会有一个等待期，但是不能说永远不会遇到，也不能说有两个孩子就遇不到合适的人。我的意思是，你的想法引发了你的情绪，但是这些想法是不对的。现在你理解了吗？

来访者：它们是我的想法，在我看来它们是对的。

咨询师：（用一种亲切而坚定的声音）很多人都会出现这样的问题，告诉自己一些错误的想法，然后被这些想法所引导。我只是想让你好好检视一下你的自我对话，然后决定你是想相信真相还是相信你虚构的想法。下面我给你介绍一下ABC模型。

在这两个例子中，会谈都在7以下。当来访者更深入地探讨想法和感受时，该对话甚至可以向更深层次汇集。通常，冲击疗法咨询师会汇集来访者的想法，因为改变想法会带来情绪和行为上的改变。

汇集情绪

汇集会谈从而让来访者体验到更深层次的情绪是冲击疗法的一个非常重要的组成部分。冲击疗法咨询师使用各种各样的技术帮助来访者更多地触及他们的情绪。

案例

第一次会谈进行了10分钟，来访者在诉说她承受了多大的压力。来访者情绪低落但不知道原因是什么，咨询契约就是解决这个问题。

来访者：现在我有了恋爱的对象，但是我妈妈对此很生气，坚决反对（开始哭泣）。

咨询师：你流泪的原因是什么呢？

来访者：哦，没什么。我只是很容易哭。

咨询师：是什么事情触动了你，你才哭呢？

来访者：是我妈妈（哭得更厉害）。

咨询师：关于你妈妈的什么事情呢？

来访者：她现在很生我的气。她说自从我认识汉克之后就抛弃了她和孩子们。难道我就没有寻找乐趣的权利吗？

咨询师：再多跟我说说你现在的感受吧。

来访者：（似乎对咨询师的追问不太高兴）没什么。她只是生我的气。而且她只是我的问题之一。

咨询师：（想要汇集她的感受并且建立良好的咨访关系）让我们继续分析这个问题。（拉过一张空椅子）如果你妈妈在这里，你会对她说什么？

来访者：（凝视着椅子，开始哭泣，以一种小女孩的声音）妈妈，为什么你不能为我感到高兴呢，我并不想伤害你。

咨询师：（拉过一张儿童椅）我打断一下。请坐在这个儿童椅上因为你听起来像个孩子。

来访者：（好奇地看着咨询师，停止哭泣，并笑着坐着儿童椅上）我觉得自己像个小女孩。（看到那个代表妈妈的椅子又哭了起来）我只是想过我的生活。请支持我现在做的事情。如果没有你的支持（呜咽），我不知道是否能继续做下去。

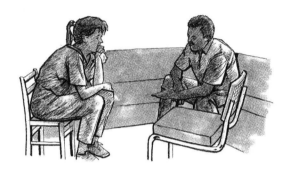

咨询师：（看到使用格式塔空椅技术已经帮助来访者触及她的情绪，他现在想要开始帮助她改变自己的感受）请坐回到这个大人的座位上。（来访者照做）你有什么感觉或者想法？

来访者：我确实觉得自己像个小女孩，尽管我已经 32 岁了。我对是否应该做我正在做的事情感到很困惑。她不赞成我现在的生活，我感觉很糟糕。但是，我真的不想放弃汉克。她真的让我觉得很难过，为什么要这样对我？

咨询师：究竟是她让你感觉糟糕，还是因为你陷入小女孩的思维、脑海里浮现各种消极的自我对话而让自己感觉糟糕呢？

来访者：我想这是我自己的问题。当妈妈生我的气时，我感觉很糟糕。

咨询师：这当然是我们想要解决的问题，让你对自己选择的生活感觉更好。我知道那个小女孩感觉自己做错了事，但是那个成年女性呢？她也觉得自己做错了事吗？

来访者：这就是问题所在；我不觉得我做错了什么，是她这样想（指着那把小椅子）。我该怎样做才能相信这个人（指着那把成人椅）而不是那个小女孩呢？

在这个例子中，咨询师汇集了涉及来访者母亲的情绪，并将会谈带入更深层次。通过使用格式塔、TA、REBT 和创造性的技术，咨询师会继续帮助来访者以成人的视角看待自己是如何生活的。

汇集行为

很多时候咨询师要汇集来访者所描述的行为。此类行为包括：与父母吵架、避免与配偶父母见面、不与他人交谈，或者在学校打架。

案例

一位学校咨询师正在与来访者谈话。这位来访者是一名因为在学校遇到问题而被送来咨询的学生。会谈已经进行了几分钟，咨询师感觉咨访关系良好并且已经确立了隐含契约。契约内容是帮助这个学生解决各种各样的问题。咨询师决定对这个学生的打架行为进行汇集。

来访者：这都是因为我没有朋友、不喜欢老师，以及我总是因为打架而惹上麻烦，我……

咨询师：（打断来访者的叙述）我们来看一看你打架的事，因为它导致了你在学校的各种问题。再多跟我说说这个事。

来访者：我为战斗而生。我喜欢战斗，喜欢被称为一个硬汉。

咨询师：你为战斗而生是什么意思？

来访者：我妈妈说，我从刚会站的时候就开始和各种人打架。她告诉我，我爸爸在被送走之前教会了我打架。他进监狱时我10岁。他是一个了不起的战士，大家都听说过他。

咨询师：你愿意总是陷入麻烦吗？

来访者：是的，因为我总是这样。

咨询师：你想知道这是为什么吗？以及怎么才能不打架？

来访者：打架已经深入我的血液里了！

咨询师：不，这是你学到的东西，在某种程度上它会让你感觉良好。我想要分析一下你打架的这个行为，并帮助你了解从战斗中获得了什么、失去了什么，以及它可能会带给你什么。

来访者：什么意思？获得什么？

咨询师：所有的行为都是有意义的，每个人所做的事都符合他的个人逻辑。这是我在心理学课上学到的一句话。当某人形成了一定的个人逻辑，那么他在考虑是否继续做一个会使他陷入麻烦的行为时，往往会根据原有的个人逻辑做出判断。你是否知道自己可以摆脱原来的逻辑做出不同的行为，但仍旧被尊重并且远离麻烦？

来访者：怎么做？我一直都是以此方式行事的。

咨询师：我可以帮助你编写一个与现在不同的脚本。你的战斗脚本是很久之前写的，但是你不需要遵循。这是一个选择。

来访者：你说的脚本和选择是什么意思？

咨询师：就像演员们有剧本一样，人类也是如此。人类的脚本是他们小的时候为自己写的，长大后将其实现。

来访者：我才没有按剧本生活。

咨询师：不，你有。

来访者：我没有！

咨询师：脚本告诉人们如何生活并且人们往往很难脱离它们而活。你说你生来就是为了战斗，它在你的血液里。如果那不是脚本，我不知道是什么。你可以撕了这个脚本（拿出一张纸，在上面写上，Juan 的战斗脚本）

来访者：（凝视那张纸许久）我要好好想想。我想成为一个与之前不同的人吗？

咨询师：不是完全不同，但有所不同。你有很好的领导才能，应该好好发挥。你也可以专注于学习，上大学或者去参军。

咨询师把这次对话汇集到了一个富有成效的层次，似乎引起了来访者的注意，并且产生了一些冲击。

汇集咨询师和来访者之间的问题

有时候咨询师会想要把咨询关系的方方面面都汇集，因为它们会干扰咨询的进展。需要汇集的动态关系包括：来访者对咨询师愤怒、来访者对咨询师产生好感和来访者崇拜咨询师。

案例 1

来访者：我最近一直在思考很多关于你的事。我更喜欢你的向后梳的发型和较深的发色，我认为这样更适合你的脸。

咨询师：（回想上次会话中鲍勃的一些评论）鲍勃，我们需要谈谈我们之间的关系——关于它是什么以及它不是什么。

来访者：什么意思？我知道这是一种职业关系，但它也可以是一种私人关系。

我看不出有什么坏处。不管怎样，回到我妈妈那里，我注意到……

咨询师：(打断)鲍勃，我认为我们需要谈谈你对我的感受，并确保你只把这看作一种职业关系。

来访者：我知道，但是我想我们可以成为朋友，也许当咨询结束时我们可以出去玩儿。这就是我为什么常来这里的原因，我想尽快完成咨询。

咨询师：我们的目标是，让你在与自己、你妈妈以及其他女人相处时都感到自然、自在。我担心你把注意力集中在我身上，部分原因是因为我是女人，你跟我待在一起的时候感到安全。重要的是，你通过咨询来克服你的恐惧，但是我感觉到你在咨询期间花了相当多的时间思考与我之间由于很多原因而不可能发生的关系。

在这个例子中，咨询师认为有必要汇集咨访关系的问题。一些咨询师由于感觉尴尬，极力避免汇集这样的问题。在下一个例子中，咨询师感觉到来访者来咨询是来寻找答案以及寻求咨询师的认可的，而不是来弄清楚她自己的问题的。咨询师运用了一个创造性的技术聚焦和汇集了对话。

案例 2

这是第四次会谈，已经进行了 10 分钟。

来访者：(以一个小女孩的声音)我喜欢来这里，这里让我感觉很好。你对我很好并且告诉我可以尝试一些不错的东西。我尽力去试着做那些事，但还没有做多少。你在生我的气吗？

咨询师：不，我没有生你的气。

来访者：很好，如果你生气我会死的。我希望你永远不会生我的气，因为那样我就不会有你陪伴、和我说话并告诉我要做什么了。

咨询师：(慢慢起身，并站在自己的椅子上)萨莉，我在你心里的位置是这样吗？

来访者：(抬头看着咨询师)嗯，我想是的。

咨询师：你尊重我的意见是好事，但是如果你把我当作偶像，某种意义上来说是要我替你思考。以前，你让你的父母替你思考，现在却又想要摆脱他们的影响，但是现在你希望我替你思考，而不是自己独立思考。你想成为有独立思考能力的人吗？

来访者：是的，我想，但是不知道是否能做到。

咨询师：把我放在这么高的位置，你该做些什么呢？

来访者：我得把你从椅子上拉下来。

咨询师：没错。（坐下来）如果我们是平等的而且你把我当成一个听众，你感觉如何呢？

来访者：当你坐下来的时候我感到害怕。我总是仰望别人。

咨询师：我明白。让我们谈谈如何能成为自己的精神支柱而不必去仰视别人。我们还需要谈谈怎样培养你的独立思考能力。

来访者：（深思熟虑之后）这很难。我不知道，我从来没有独立思考过。

咨询师：（用一种柔和、关切的声音）继续谈这个话题。再多说一些你的想法。

然后咨询师会设法让来访者明白她能够独立思考。

汇集会谈中的动态

有时，咨询师需要汇集会谈过程中的一些动态。埃甘（2010）称这是一种临场发挥式的处理方式。这些动态情况包括，咨询师正在说话但来访者走神了，咨询师试图深入会谈但来访者突然转移了话题，或者来访者对咨询表现出很大的抗拒。

案例 1

来访者：最近三天我感觉很郁闷。

咨询师：你想了解一下你是如何压抑自己的吗？

来访者：好的。

咨询师：我想和你谈谈一个简单的模型，它可以帮助我们了解情绪来自哪里。这个模型叫 ABC 模型。A 代表（注意来访者脸上的茫然。用一种亲切的声音）卡特琳娜，你好像走神了，沉浸在自己的世界里。

来访者：我很抱歉。集中注意力很难。

咨询师：就像刚才我说的，A 代表事件，而 C……（再次注意到来访者走神了）卡特琳娜，怎么了？

来访者：我在想我父母是什么时候离婚的。我还记得，那天回家的时候看见爸爸把他的行李箱放进车子里，然后开车离开了。之后我再也没有他的消息。我一直不明白他为什么离开我。

咨询师：(汇集的内容从教她 REBT 和了解她的抑郁情绪，转向她的被遗弃感)关于你的感受，你可以多谈一些。

来访者：我只是一直在想我到底做错了什么导致他从来不联系我(开始哭)。从那之后我再也没有自我感觉良好过。我想有一天他会和我联系的。

咨询师：(柔和的声音)所以你觉得，是因为你做错了什么事才导致他从来没有联系过你，对吗？

来访者：(哭得很伤心)是的，如果你的父亲没有道别就离开了，那你一定做错了什么事！

咨询师：(用一种温和的声音)不，并不是这样。但我知道你为什么这样想。你爸爸离开的原因有很多。其中大部分都和你没关系，是他和你妈妈之间的问题。让我们继续谈论这个话题吧。因为我看到一个自认为犯了错的小女孩如此伤心，(拉过一张儿童椅)我想帮你换个角度来看这个小女孩。

当咨询师意识到来访者走神是因为头脑里有其他想法时，会谈就汇集到了更深的层次。然后咨询师便汇集了那些导致来访者走神的想法。

案例 2

来访者：我讨厌我妈妈，她总是在收拾衣服、做功课、做家务，以及打电话时间太长等事情上挑我的毛病。昨晚我们大吵了一架。

咨询师：要不我们谈谈这个议题？

来访者：好的。她总是责怪我。

咨询师：你觉得没办法取悦她，还是你逃避你的责任、违抗她？

来访者：我不知道。

咨询师：我觉得你是知道的。答应她的事以及她要求你做的事，你都完成了吗？

来访者：她希望我是完美的，而我不是。我不喜欢我哥哥大卫。他是完美先生。有时候他很讨厌。你能相信他 19 岁还没喝过酒、抽过烟吗？我当然不能和他比。他踢足球，上周……

咨询师：(打断)请等一下。你刚刚把换题转向你哥。那你和你妈妈呢？让我们继续讨论你和你妈妈这个话题。

来访者：妈妈从不缠着他，却总是缠着我。他成绩很好，然后妈妈希望我也一样。自从我被卷入那桩巨大的作弊丑闻，我甚至没有再努力学习过，那是我这辈子最糟糕的时期。我觉得学校对我来说从来不是一个好地方。我不知道怎么熬过高中，更不用说以后的生活了。

咨询师：（仍旧试图明确会谈契约）我们似乎该谈谈在学校的经历。

来访者：我每天都在抱怨自己，我怎么能做那样的事呢？那是大约两年前的事了，从那以后，爸爸几乎没有跟我说过话。

咨询师：请继续说。

来访者：作弊并不是什么大不了的事，但是校长却一定要把它说出来，然后就有报纸报道了这件事。还有另一件事：我不想继续干送报纸的活儿了，但是我妈妈说，我必须干到放暑假的时候，因为我要挣钱去修理因为自己酒驾撞坏的汽车。

咨询师：（决定聚焦和汇集来访者的沟通方式）克里斯，在最后几分钟你提出了一些重要话题，当我试图把你的注意力集中在其中任何一个上时，你就会转向另一个话题。你是否意识到你从一个话题跳到另一个话题？

来访者：我的思维方式是这样的。

咨询师：你有没有考虑过你的思维方式能否有效解决你的问题？

来访者：你的意思是？

咨询师：我的意思是，如果你总是在几个问题之间跳来跳去，很难彻底解决某个问题。你需要把注意力集中在某个主题上以获得一些新的或者更为清晰的理解。我希望我们谈论的不是刚刚你提到的任何问题，而是这种无效的解决问题的方式。你在一些议题上常常浅尝辄止。

来访者：你是说浅尝辄止是无效的？

咨询师：是的，正是此意。在咨询中，我经常使用深度表。我来画给你看。当一个议题被提出时，会谈的深度是10，随着我们对这个议题探讨的加深，会谈的深度将会是9，8，7或6，这取决于话题被讨论的深度。对你而言，会谈深度总是10，9，10，9，10，9……我们从未深入9以下。我认为当你努力地试图解决问题时，也在做同样的事。我想我们可以就你的问题解决方式进行工作，这样你就能够成为有效的问题解决者。

来访者：所以我只是在10和9之间游走。

咨询师：没错，我可以教你如何更有效地思考。

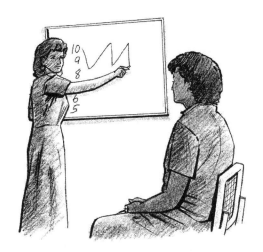

来访者：这似乎能帮上大忙。

咨询师：是的。让我们回顾一下，当谈论你妈妈时，你是如何分散注意力的。我们又是怎样偏离那个话题的？

来访者：我不知道。

咨询师：我想邀请你能够思考一下，你做了什么使话题转移了。

什么时候汇集

第一次考虑是否要汇集会谈是来访者发生改变的时候。如果来访者是在沉思，那么汇集就是浪费时间。有时候，如果来访者处于变化的沉思阶段，那么聚焦和汇集将是有效的，但通常需要强调的是来访者自己想要改变。如果来访者处在准备或者行动阶段，那么汇集是非常合适的。

当咨询师决定汇集时，除了改变阶段外还有很多事情要考虑。其中有些是相当明显的，比如咨访关系、契约、来访者需求以及可用时间。其他注意事项包括来访者如何运用会谈以及咨询师是否觉得来访者要深入探讨。咨询师通常想要尽快地汇集，但是适当的时机是至关重要的，因为汇集通常意味着咨询师要将来访者带入潜在的痛苦中。

在关系和契约已建立之后汇集

在咨询师试图汇集会谈之前，必须与来访者建立良好的关系，否则来访者通常会拒绝。契约很重要是因为它决定了某些倘若有的东西应该被汇集。有时候契约可能是倾听，一方面，因为来访者只是想要或者需要倾诉，因此不用汇集什么。另一方面，当来访者紧急需求时，契约可能是迅速提供帮助。

尽快汇集

一旦良好的关系和契约建立，大多数来访者都希望他们的会谈是富有成效的并且欢迎咨询师尝试聚焦和汇集对话。在某些情况下，咨询师并不会汇集会谈，因为来访者似乎并没有准备好如何处理会谈进入更深层次时出现的问题。例如，咨询师可能发现来访者需要处理与他母亲有关的问题，但是似乎还没有准备好面对他的母亲一直具有虐待倾向的事实。另一个例子是来访者可能还没有准备好面对一段关系的真实情况，因此咨询师会在汇集这段关系的痛苦真相之前致力于加强来访者的成人感。

时间足够的时候汇集

当汇集的是死亡、乱伦或者性虐待等问题时，咨询师一定要注意会谈还剩多长时间。倘若没有足够的时间，应当避免汇集。也就是说，如果没有足够的时间将"拉链"拉上，就不要把它拉下来。

如何汇集

声音是常用的汇集工具

声音是咨询师在汇集阶段常用的工具之一。当汇集一个会谈时，冲击疗法咨询师通常会降低音量、减慢速度，使来访者更深入地了解他们的想法或者感受。有时咨询师也会用一种对抗性的声音让来访者停下来思考。

通过重新定向汇集

如果咨询师已经决定汇集，而来访者开始说一些已经说过的话，冲击疗法咨询师通常会礼貌地打断并且试着将会谈引向有意义的内容。在试图汇集时，冲击疗法咨询师会仔细倾听来访者的语音，以了解他是否在思考或者获取某些信息。如果来访者似乎是在分享重要的东西，咨询师会倾听；如果不是，咨询师通常会使用理论、创造性的技术或者一个发人深省的问题来重新引导来访者。

通常情况下，咨询师需要非常坚持汇集，因为许多来访者总是倾向避免或者不愿意深入问题。他们分散自己的注意力。在下一个例子中，咨询师知道正在汇集会谈，于是避免了转向新话题。

案例

咨询师：（放慢声音）让我们来选择其中一个主题，并在接下来的 30 分钟内讨论该主题。你想要就哪个主题进行讨论：你丈夫的健康？你和你妈妈的关系？还是回学校？

来访者：我想是我妈妈。她想让我一直陪她。当我陪她时，她总是担心我哥哥，这让我们的关系总是陷入窘境。

咨询师：你说陷入窘境是什么意思？

来访者：我哥哥失业了。他离了婚并且他妻子把孩子留给了他。他们现在住在一个我们都不喜欢的女人的公寓里。他真是……

咨询师：（打断）我们只谈论你和你妈妈的事。你们俩是否曾经为她和你哥哥的关系争吵过？

来访者：是的。这快要把我逼疯了。她一直在接济他。她给他钱，那是我丈夫和我给她的钱。

咨询师：所以你想理解你妈妈，这样你就不会把自己逼疯了。（停顿）我想请你注意我这句话的意思。我们正努力让你理解你母亲，并明白你为什么对自己不满。你妈妈只是以你不喜欢的方式行事。

来访者：我不明白她为什么要给他钱。

咨询师：等等。你知道你现在对自己不满吗？

来访者：看着她把我们的钱扔了，我很生气。就像圣诞节，她……

咨询师：（降低声音，引发来访者思考）我相信你知道她为什么给他钱，想想看，她为什么那么做？

来访者：我不知道。（停顿）嗯，我想她这样做是因为她觉得辜负了他。当时她的生活非常艰难。她有四个孩子和一个在她身边跑来跑去的丈夫。现在我的爸爸，他才是真正让我生气的人。

咨询师：我们晚点再说你爸爸的事。让我们继续了解为什么你妈妈会做她所做的事，因为一旦你完全理解了，你可能就不会对她那么生气了。假设你妈妈觉得她辜负了你哥哥，所以给他钱来补偿。她不想让自己难过，所以通过给你哥哥钱而让自己好受些，是这样吗？

来访者：我从来没有这样想过。但是我哥哥需要自己振作起来，想明白自己的生活。

咨询师：没错。但是我们还是继续谈谈你和你妈妈。你怎么理解你为你妈妈而感到心烦意乱？

来访者：什么意思，我心烦意乱？如果妈妈聪明点，我不会不高兴。

咨询师：我是说你对你妈妈有一些期望，当你妈妈辜负了这些期望时，你就会很生气。我希望你分析一下这些期望是否符合你妈妈的真实情况。这里有一个关键问题：你妈妈是否真的让你心烦意乱，还是因为她辜负了你的期望让你感到烦恼？

来访者：你是说这是我的错吗？

咨询师：这不是谁的错误的问题。我是想让你弄清楚，是你妈妈让你抓狂，还是你自己让你抓狂。我相信，如果你看清了你妈妈的真实情况，降低期望值，那么你就会理解她的行为，也许不喜欢但是也不会如此生气。

来访者：（以正在思索的声音）你是说我必须放弃试图改变她的想法，接受她的行为。这的确会更容易些，我也不喜欢与她争吵，我喜欢她。

咨询师：你现在有一些进展了。如果她给你哥哥钱，或者让他和她一起生活，你怎样才能不生气呢？

来访者：我只需要让她做她喜欢的事。她会做她认为最好的事。我要一直给她钱吗？

咨询师：这需要你自己做决定。如果你想给她钱，就不能告诉她如何花钱。如果你愿意，你可以给她买东西，或者帮她付房租或者其他什么东西。但是如果你给她钱，那么如何花钱就是她的选择了。

来访者：你的意思是，我必须停止为妈妈如何选择生活而担心。

咨询师：说得好！再多说一点。

在这个例子中，咨询师知道他是在母女关系上进行汇集，并且一直努力汇集那个话题。当来访者提出其他话题时，咨询师一直努力把汇集的主题放在对来访者母亲更好的理解上。因为只有这样才会产生冲击作用。

提出发人深省的问题

通过提出发人深省的问题，咨询师能够将会谈带入一个更深的层次。新手咨询师经常会提出与基本信息有关或者引起来访者倾诉欲望的问题，而不是激发来访者深入思考的问题。当然，有时候咨询师会询问一些信息或者故事型的问题，但是如果咨询师想要汇集会谈，她应该提出引发来访者深入思考的问题。在接下来的例子中，咨询师用了一些发人深省的问题来汇集会谈。

案例 1

来访者：所以我别无选择，只能放弃生孩子的想法，因为他不想要孩子。

咨询师：这也许是最好的办法。但是如果做出这样的选择你会怨恨他吗？

来访者：当然！我现在很生气。而且我还没有做最终的决定。

咨询师：这真的很难抉择。放弃自 6 岁以来一直想要的东西，对你来说是最好的吗？

来访者：但他是个好人。我所见过最好的人。

咨询师：（用缓慢的声音）我能理解；但问题是，他真的是你生命中最优秀的人吗？毕竟你现在只有 27 岁。我知道他现在就想结婚。但是你结了婚，就要放弃梦想。等一等再做决定，怎么样？

来访者：当我和他说话的时候，往往会忘了自己。你让我能理智地为自己着想。这很好。但是如果我失去他该怎么办？

咨询师：让我们先确定你想从你的生活中得到什么，尤其是孩子的问题。

咨询师认为，来访者需要更多地深入思考，已确定想要从婚姻中得到什么，所以咨询师用发人深省的问题引发来访者的思考，以此汇集会谈。

案例 2

来访者：我希望他们喜欢我，所以当他们取笑汤米的时候，我也跟他们一起。

咨询师：你有没有想过汤米的感受？

来访者：嗯，他有时候会问，是不是因为他确实穿得很奇怪大家才嘲笑他。

咨询师：所以你认为他家没有钱所以他应该被取笑，对吗？

来访者：什么？

咨询师：我说所以你相信因为他家里没有很多钱，所以他应该被取笑，是吗？

来访者：我从没想过这个。

咨询师：想一想，你觉得他为什么会穿成这样？

来访者：我想就像你说的，他的家人可能没有多少钱，并且可能他的父母穿着也很滑稽。

咨询师：继续想想。你说的"被喜欢"是什么？你想成为那种不为自己着想只是为了让别人喜欢而做事情的孩子？

来访者：（思考了一会儿）不，我想为自己着想。我从来都不喜欢我们对汤米做的事。

咨询师：那么你该怎样做呢？

这位冲击疗法咨询师提出了非常尖锐的问题，让来访者深入思考自己的行为。发人深省的问题让会谈更深入。

使用重复的问题或陈述

我们发现一种让会谈更深入的技术，即重复问题（Passons，1975）。这是一种非常简单的技术，咨询师反复询问同样的问题，当来访者回答问题时他会更深入地思考。这项技术必须有限使用，否则会惹恼来访者。如果使用正确，汇集几乎都会发生。

咨询师：我们开始吧。我会反复问你同样的问题，请你来回答。你为什么这样吃东西？

来访者：我不知道。

咨询师：你为什么这样吃东西？

来访者：我真的不知道。可能因为我喜欢食物。

咨询师：你为什么这样吃东西？

来访者：吃东西让我感觉很好。

咨询师：你为什么这样吃东西？

来访者：我感觉孤独，食物成了我的朋友。有时候我发现自己在和食物对话。

咨询师：你为什么这样吃东西？

来访者：（以一种深思的声音）在爸爸总是无缘无故对我大喊大叫的时候，我妈妈总是给我食物安慰我。（开始哭泣）那真是太可怕了。他叫我名字时太可怕了（抽泣）。

咨询师：（过了 1 分钟左右）你有什么感受或者想法？

来访者：我想我总是因为我爸爸而感觉很糟糕。我从来没有把食物和我爸爸联系到一起。

咨询师：（把两把椅子拉到来访者面前，把"当时"这个词贴在一把椅子上，把"现在"贴在另一把椅子上）乔伊丝，这把椅子代表"当时"，那把椅子代表"现在"。你可以选择任意一把椅子。你觉得自己之前是坐在哪把椅子上生活呢？

来访者：当时。

咨询师：好的，请坐到那里去。（来访者照做）感觉如何？

来访者：不舒服。我已经厌倦了这种感觉。

咨询师：你不必一直坐在那儿。

来访者：（凝视着代表"现在"的椅子）这很奇怪，但是我害怕坐到那儿去。

咨询师：我们谈谈这个问题吧。为了改变生活方式和饮食习惯，你需要坐到代表"现在"的椅子上。

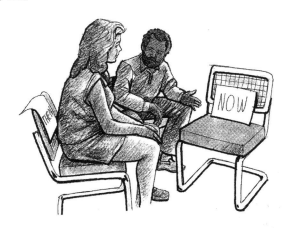

这个例子中，咨询师通过使用重复的问题，让会谈深入 7 以下。来访者对自己为什么会这样吃东西有了新的认识。两张椅子帮助来访者看到"当时"和"现在"的不同，并明白自己有选择生活在当时还是现在的权利。

使用重复的陈述与使用重复的问题类似。咨询师让来访者重复语句，以此激发来访者对自己陈述的深入思考。同样，时机恰当方能使汇集发生。

来访者：所以我觉得我再也不会快乐了。

咨询师：请你把这个句子重复一遍，"因为康妮和我分手了，所以我再也不会快乐了。"

来访者：(不假思索)因为康妮和我分手了，所以我再也不会快乐了。

咨询师：再说一遍。

来访者：因为康妮和我分手了，所以我再也不会快乐了。

咨询师：再来。

来访者：(用一种略带深思的声音)因为康妮和我分手了，所以我再也不会快乐了。

咨询师：再来。

来访者：因为康妮和我分手了，哦，不。我会重新快乐起来。我现在不快乐。我不想让康妮决定我的余生。我感到害怕和孤独。

咨询师：(用一种温柔的声音)没错，但是说你永远不会再开心是没有意义的。让我们看看你从这段关系里学到了什么，你需要做点什么才能继续你的生活，并且你想如何为这个丧失哀悼。

用理论汇集会谈

除非有理论指导，否则咨询师不能将会谈汇集到任何有意义的层次上。

案例 1

在下面的例子中，会谈已经开始了 20 分钟，讨论的重点是，为何来访者不能接受来自朋友、亲戚或者能轻易付得起钱的人的钱。咨询师意识到问题是根深蒂固的，因此将会谈汇集到一个更深的层次。

咨询师：(使用 TA)你有什么关于钱的童年生活的回忆吗？

来访者：什么意思？

咨询师：(拉过来一把儿童椅并放了一些钱在上面)看看这把儿童椅上的钱，然后想想任何关于钱的场景或记忆。

来访者：(开始哭泣)我记得爸爸曾经对我说我很懒，尽管我从 8 岁就开始工作了。他总说我不值得拥有好东西，并且他让我把挣来的钱都给他。(哭得更厉害)

咨询师：你现在感觉自己多大？

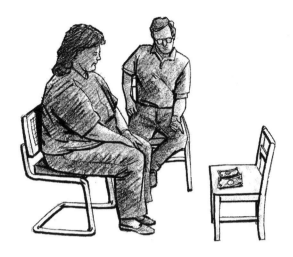

来访者：大约 10 岁。

咨询师：你实际多大了？

来访者：31 岁。

咨询师：谁在为钱而奔命，10 岁的你还是 31 岁的你？

来访者：我想是 10 岁那个。

咨询师：这是对的。我们要做的就是，让 31 岁的那个你来掌管人生中与金钱有关的部分，或许还有其他部分，但现在我们先解决与金钱有关的问题。请再多说一些 10 岁时学到的、与钱有关的事。

来访者：我总是被告知永远不要从任何人那里拿钱或是要钱。我不得不用打零工的钱来买校服。

咨询师：如果你有一个小女儿，你会教她这些吗？

来访者：不。我要告诉她，她可以要求得到某些东西，也值得拥有很多东西。我当然还会告诉她，如果计划好如何还钱，她就可以借钱。

咨询师：假设下周你和你叔叔一起吃晚饭。你叔叔很有钱，也很想款待你。10 岁的你会怎么做？31 岁的你又会怎么做呢？

来访者：我知道我要做什么，但这很难。我觉得这不是我应得的。

咨询师：（思考 REBT 和 TA）我希望你质疑一下这个关于"应得"的观念。什么东西是你应得的？

来访者：这是一种感觉。

咨询师：不，这是你小时候被灌输的思想，现在你需要质疑它。如果你 10 岁的时候学到的是其他东西，你还会让你叔叔请你吃饭吗？

来访者：我从未这样想过。（指着小椅子）她从她爸爸那里接受了各种各样的信息。

通过使用理论、椅子和动作，会谈被汇集到了一个新的层次，在这个层次来访者对钱有了新认识。咨询师知道，他必须让来访者放弃一些自童年就一直在她头脑中的信念。这个例子也展示出在咨询师不转移话题的情况下，会谈是如何保持高效的。

案例 2

这是第三次会谈，已经进行了 15 分钟。来访者一直在描述悲惨的童年如何毁了他的一生。咨询师认为有必要让来访者试着去改变，而不是像往常那样责备、抱怨。

来访者：我没有朋友，因为我为父母和我们家感到尴尬。他们太糟糕了。

咨询师：加斯，听起来你的童年确实并不有趣。但我认为你现在把人生所有的不顺都归咎于你的童年。

来访者：的确如此。我父母毁了我的人生。

咨询师：（使用 REBT，决定汇集来访者的不合理思维）那是不对的。也许你的父母让你的童年很辛苦，但他们没有毁了你如今的生活。谁掌控你如今的生活？你自己还是他们？

来访者：因为他们，我害怕人！因为他们我的社交能力减弱了！

咨询师：某种程度上你是对的，他们没有教你需要学习的东西。但是你知道真正的问题是什么吗？

来访者：不知道，是什么？

咨询师：你现在害怕见人和社交能力不足，也是你父母造成的吗？

来访者：是的。这就是我 33 年来的经历。

咨询师：也许是这样的。但是你没有别的选择吗？或许你可以从咨询中学到改变现状的本领？

来访者：我不认为我能改变。

咨询师：（用质疑的语气）有什么证据能证明这句话？你为什么不能改变？如果你搬到日本，你觉得你能学会日语吗？

来访者：我觉得我能学习，但是需要花点时间。

咨询师：的确需要花点时间，但一定能学会。我认为，即使你已经学过别的东西，依然可以学习新东西。

来访者：你的意思是，我以前学了英语现在还可以学习日语。

咨询师：没错，从前你学到的是害怕别人，现在你可以学着不害怕。我不仅是你的咨询师，还是你的教练和老师。

来访者：如果我做不到怎么办？

咨询师：做不到是什么意思？你对人的恐惧基于你头脑中的想法。当你要去某个地方或者参加公寓的聚会时，你会对自己说些什么？

来访者：我担心自己会说些蠢话，然后人们会认为我是个白痴。

咨询师：如果有人认为你是白痴那会怎样？

来访者：太可怕了，我受不了。

咨询师：我们来讨论一下，错误思维是如何让你陷入困境的。你有没有意识到是你的错误思维让你做事后感觉糟糕。我帮你写下来，然后你看一看在这最后的几分钟里你说过的几件事。你曾说过，"我父母毁了我的生活""我不能改变"，"如果我犯错了，人们会觉得我是个白痴，那就太糟糕了"。（咨询师将这些列在白板上）这些消极的自我暗示导致你会感到害怕和沮丧。你同意吗？

来访者：同意。

咨询师使用 REBT 理论汇集会谈，并将继续在这次以及接下来的几次会谈中使用这个理论。如果咨询师没有使用这个理论，那么会谈就不会被汇集而产生冲击效果。咨询师还使用学习日语的比喻来使来访者意识到，学习不同的思维方式需要时间和努力。

使用创造性技术汇集会谈

冲击疗法的独特之处就在于强调多感觉道冲击的的咨询方式。记住，大脑喜欢新颖的事物。创造性技术有助于使会谈进入更深的层次，因为来访者可以更多地参与到咨询中，或者问题会立即变得清晰起来，这反过来又会引起来访者的洞察或内省。下面是一些使用创造性技术的例子。

案例 1

来访者一直在描述她对自己所做的一切感到多么的疲惫。此次会谈已开始 20 分钟，咨询师想要汇集会谈，从而为来访者缓解部分压力。

来访者：而现在，由于事故的发生，我不得不每天带妈妈、横穿整个城市去工作。

咨询师：露西，你必须要放松一下了。现在请将双臂向前伸出。我想让你体验一下你给自己的压力。我觉得这种方法可以把你面临的问题形象化。我要把这些沉重的书分成几摞放到你手上。第一摞代表你作为三个孩子母亲的压力，第二摞代表你其中一个孩子的特殊需求给你带来的焦虑，接下来一摞是每周工作 24 小时的劳累，接着是打扫你妈妈的房子和你的房子，再接着是为了让姐姐外出你要在周末照顾你侄子，最后是带你妈妈去工作。

来访者：这太沉了。我能放下手吗？

咨询师：不行。除非你愿意好好审视自己的负担并做出一些改变。

来访者：(非常吃力)我不能一直举着他们。

咨询师：那你愿意放弃一些东西吗？

来访者：(放下书)是，我并不能做所有的事。

咨询师：我完全同意。你不能一直这么做。既然意识到了必须改变，就让我们看看你可以做哪些改变。

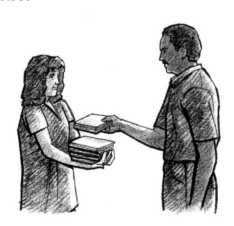

咨询师用书来聚焦和汇集会谈，然后帮助来访者认真审视她所做的一切，以及需要做哪些改变。

案例 2

来访者一直在谈论她的老师，这位老师总是评论堕胎并认为堕胎是错误的、邪恶的和不好的。来访者堕过胎，每次这位老师提及这个话题，她都会感觉糟糕。咨询师首先将会谈汇集到老师和堕胎上，然后深入来访者对自己的消极自我对话中。

来访者：最后我感觉很糟糕。

咨询师：你想过和那位老师谈谈吗？

来访者：我想过，但是我听说去年米勒就这么做了，之后那位老师对她很刻薄。这位女士的思想很极端。上周末，她参加了在华盛顿举行的反堕胎集会。我只是讨厌去上那门课。

咨询师：因此，你不想去找她或她的主管部门，但你想解决这个问题。

来访者：没错，但是我不知道怎么做。

咨询师：（手上拿着一块 12×12 的树脂玻璃）你需要用这个。

来访者：这是什么？

咨询师：一个屏蔽她言论的盾牌。每当你去上课时，你都要做好准备拿出盾牌来挡住她的评论。虽然现在你感到无助，但你不必如此，你可以保护自己。让我们来看看你如何保护自己不受那些评论的影响。

来访者：我该怎么做呢？

咨询师：首先预想那些评论，然后告诉自己，由于个人原因才做出了那个选择，而不是因为坏或是邪恶。为什么选择堕胎？再跟我说说你做出那个决定的原因。

来访者：我是大四学生，并不想要孩子。我想继续上学然后去学牙医专业。怀孕是由于一次约会被强暴。我父母觉得我最好堕胎。我是学校篮球队员，有一个很好的机会可以获得一份不错的奖学金，但是怀孕却刚好在赛季。

咨询师：这就是你的盾牌。

来访者：什么意思？

咨询师：当你老师开始说话的时候，我希望你能想象自己拿起盾牌来挡住她的想法，盾牌上还写着刚才你告诉我的那些原因。我们来练习一下。请将堕胎原因写在纸上，并贴在盾牌上。（来访者照做了。这样当她举起盾牌时，就能读到这些字。）现在我要扮演你的老师，当我开始评论堕胎的时候，你就拿起盾牌读你写的东西。(他们练习了好几次)现在我们再做一次,但这次不用盾牌。(又练习了一次。)

来访者:有了盾牌感觉好多了。我只需要记住使用盾牌。

咨询师:使用盾牌是很有用的。你冬天穿外套吗?

来访者:嗯,当然。

咨询师:为什么?

来访者:保护自己以免受寒。(停顿)哦哦,我知道了。这个盾牌就像我的外套。嘿,我喜欢这个比喻,我想我明白了。

咨询师:几分钟前,你说话的时候我突然想起一个问题想问你。你相信自己是一个好人吗?

来访者:我觉得是。

咨询师:(现在使用 REBT 理论)什么意思,你觉得是?我希望你知道自己是一个好人,和堕胎之前一样。

来访者:我怎样才能成为过去那样的好人?

咨询师:你去年是个好人吗?

来访者:是的。

咨询师:被强暴之前你是个好人吗?

来访者:是的。

咨询师:被强暴之后你是个好人吗?

来访者:这就是我感到困惑的地方。

咨询师:我希望你在回答下面两个问题之前认真思考。被强暴这件事怎样降低了你的自我价值感?堕胎怎么会让你变得低人一等?

通过使用创造性的技术,咨询师汇集了会谈,讨论了与那位老师相关的话题以及如何应对。然后咨询师通过让来访者审视自己关于堕胎的消极自我对话,从而使会谈进入了更深的层次。会谈的剩余部分将汇集她的自我暗示。

汇集的深度

关于汇集深度的问题,合乎逻辑的回答似乎是越深越好,但这个答案并不全面,因为汇集的深度取决于很多因素。有些问题可能需要汇集,但是只需要到达一定的深度，以避免触及更深层次的痛苦。我曾经和一位有被强奸经历的来访者咨询，尽管距离咨询已经有两年时间了，她仍然不想深入谈这个问题。所以我只问了一些主要的细节，然后把话题转到她当下的情绪和行为上。她后来感谢我没有让她重述那晚发生的事。咨询师需要考虑两个关键的问题：情绪或者故事是否需要汇集？如果要汇集，深度是多少？如果深度达到 7，可以让来访者获得一些信息、深入觉察或者意识某些问题。如果深度达到 5 或 5 以下，来访者将探索更深层的情绪。

如果咨询师希望汇集深度达到 7 以下，就需要考虑咨访关系如何，因为来访者可能会害怕或者愤怒。在下面的例子中，咨访关系良好并且咨询契约是让咨询尽可能深入。在这些条件下，咨询肯定能够进入深层次。

案例 1

这个案例发生在第二次会谈开始后的 10 分钟。这位来访者正在为 3 年前女儿的去世感到悲痛，并努力释怀。她曾经表示希望从悲痛中走出来，继续正常生活。她还授权咨询师尽量让咨询深入，以帮助自己摆脱痛苦。

来访者：为了我和女儿都感到舒服，我每天花几小时待在她的房间里。在那儿和她待在一起感觉很好。

咨询师：你想离开那个房间，然后让她走？

来访者：我喜欢和她一直待在一起。

咨询师：（以一种温柔而坚定的声音）她已经死了，你必须放开她。

来访者：（哭泣）我不认为她死了，她不会死的。

咨询师：她死了，你要接受她已经死了。

来访者：（抽泣）我不！她需要我，我是她的妈咪！

咨询师：她死了。她不需要你。你的丈夫需要你。你的家人需要你。你必须"让她死去"然后继续你的生活。

来访者：（抽泣）我不想要她死。

咨询师：（坚定，温柔的声音）她已经死了，你需要和她说再见然后放手。（使用格式塔疗法，拿出一把空椅子代表她女儿）

来访者：（仍在哭泣，看着椅子沉默许久之后开始说话）我会想念你的。

通过使用哀伤治疗和格式塔疗法的技术，会谈被汇集到 3 或 2 的深度。因为咨询师有信心带来访者深入她的情感，以使她能跟女儿告别。

下一个例子发生在第三次会谈。来访者已经要求咨询师帮助他了解自己的情感世界，因为他一直过着平淡、冷漠的生活，没有亲情、友情和爱情。

案例 2

来访者：我不知道我是否准备好面对这一切。也许没那么糟糕。那是 40 年前的事了，为什么现在还能够影响我呢？

咨询师：我们的童年在很多方面影响着我们。我想你还没有意识到这有多糟糕。你还记得的那些痛苦的事情是什么？

来访者：哦，打架和争吵。他们太可怕了。东西被扔来扔去。我曾看到我妹妹从落地窗被扔出来。（垂下头，开始默默哭泣）我一直都很害怕。我对所有事都会大喊大叫。（停顿，低头）这太难了，我们能换个话题吗？

咨询师：（用温柔、和善和但坚定的声音）讨论这些事情真的很重要，格诺。你跟别人说过你的童年吗？

来访者：没有，我不喜欢这一切。

咨询师：（温暖而鼓励的声音）有这样的感觉是正常的。哭也不要紧。

来访者：我父亲可不是这么说的。有一次（停顿然后转身）我记得我坐在沙发上看书，他走过来扇了我一巴掌，说我应该待在外面。他说我应该锻炼我的肌肉而不是我的脑袋，因为我的思想毫无价值。我开始哭，他说："那我就给你点颜色瞧瞧，让你哭！"然后他开始拿皮鞭抽我，一直告诉我，男人不会哭，并命令我不要哭。

咨询师：（看着格诺，用温柔地低声说）可以哭的。（格诺开始抽泣）

来访者：（过了几分钟）我想我从来没有像今天这样哭过。我知道我从来没有在别人面前这样过。

咨询师：你现在感觉如何？

来访者：解脱。迷茫。我不知道现在我该怎么办。

咨询师：我们可以只是坐在这里，这样就很好，或者我们可以谈谈如何给你带来突破，以及你如何成为一个与以前不同的人。

来访者：我真的能改变自己吗？

咨询师：（用坚定而鼓励的声音）当然，你可以的。你不需要成为你爸爸说的那个人。接下来的几周我们一起努力，把你从现在的位置移到新的位置。（把另一把椅子放在离来访者约 180 厘米远的地方）实际上，你今天已经迈出了重要一步。

来访者：（凝视着另一把椅子）我觉得我确实迈出了一大步。

咨询师：你可以成功到另一个座位上。我们谈谈下次见面前你可以做的一些事。

在这个例子中，会谈被汇集到一个非常深的层次。案例中，咨访关系良好、契约明确，咨询师运用各种技术、并有充足的勇气，也理解会谈需要充足的汇集来彻底帮助来访者。最后，咨询师用另一把椅子代表改变，帮助来访者更形象地了解自己要做的事。

持续的会谈案例

这部分说明了汇集如何使唐开始思考和继父之间的关系。通过使用本书中谈到的理论和技术，咨询师能够迅速推动会谈。唐逐渐进入接受咨询的状态，咨询师看到了一些使用创造性技术和理论的机会。唐也不再抵触咨询。会谈的过程被精简过，因为我们的目的是让读者知道汇集会谈是如何进行的。

聚焦阶段结束

咨询师：如果我坐在那把椅子上扮演另一个你，这个你能够完全理解你继父的良苦用心，你觉得会有帮助吗？

来访者：是的，会有所帮助。

汇集阶段

咨询师：（咨询师坐在另一把椅子上）我现在是你。（低头，用一种缓慢而发人深省的声音）我想，他这么做是因为他在乎我，并且他知道我很聪明。他知道从来没有人鼓励我好好学习，但是他不希望我退学。他希望我读大学，而且他知道我不仅能完成高中学业还能完成大学学业。他希望看到孩子们成功，并从生活中得到最大的收获。

来访者：我从来没那么想过。我只是处于直觉反应并且我感到困惑，如果我听他的话，就是跟我爸爸作对。

咨询师：听卡洛斯的建议并不是在反抗你爸爸，你只是试着找出一个人生规划。

咨询师：请你坐到代表理性思考的椅子上。（咨询师回到他原来的椅子上，来访者前面的椅子上放了一个牌子，上面写着"思考"）

来访者：（凝视着椅子）你是说如果我坐在那张椅子上，我就会思考那些情况？

咨询师：当然，但是你现在已经开始思考，所以现在的椅子不再适合你了。

来访者：（仍然凝视着椅子）有道理，但是我不确定是否要坐到另一把椅子上。

咨询师：我明白，并且我也将帮助你理解你的犹豫。

来访者：为什么你觉得我犹豫不决？

咨询师：因为你刚刚说过。你心里在想，如果听了卡洛斯的，就是对爸爸的不忠；如果真的喜欢卡洛斯，就意味着抛弃爸爸。而且你知道被你抛弃是你爸爸最大的担忧。所以你一直很犹豫是否应该尊重卡洛斯的意见甚至是否应该喜欢他。

来访者：爸爸喝醉时确实会说让我不要离开他，并且会问我是否更喜欢卡洛斯。我答应他绝不会那样做。我也是一个天不怕地不怕的厉害角色。我不想让卡洛斯赢。

咨询师：唐，和一个酗酒的父亲打交道是非常困难的，但我们肯定要探讨这些问题，因为我知道你爸爸对你来说很重要。在此之前，我想谈一下你最后一句话，不想让卡洛斯赢。我是这样看的。你有两个选择：坐在这把儿童椅上（拉起一把儿童椅）想着你必须赢，或者坐在"思考椅"上告诉自己这不是竞赛。请记住，我们探讨的是你的未来。如果你只能再活一两年，坚持小时候的想法也没问题，但是你很有可能再活 50 年。

来访者：（凝视着那些椅子）我不认为我爸爸会愿意我在那个大椅子里。他希望我和他一起在汽车修理店工作，并和他生活在一起。我觉得他需要我。

咨询师：我想坐在小椅子上的那个人真的很想讨好他爸爸，那坐在"思考椅"上的那个想讨好谁呢？

来访者：嗯，我不知道。卡洛斯鼓励我去想以前从未想过的事。有天晚上，我们在电视上看到一个关于未来飞机的节目，我觉得那太酷了。卡洛斯说我也能做那样的工作，只要我能得到某些大学的学位。我喜欢飞机和建筑，并且大家都说我对这类事很有天赋。

咨询师：但是如果你在小椅子里，就不得不讨好你爸爸。我想再问你一遍，如果坐在"思考椅"里，你要讨好谁？

来访者：我想说是我自己，但是那是不对的。

咨询师：（用一种亲切而有力的声音）不，这没有错。想成为一名工程师并制造飞机没有错。

来访者：我从未想过自己会有所成就，然后卡洛斯来了，经常鼓励我。这太奇怪了。我妈妈也鼓励过我，但是谁听妈妈们的话。我只是觉得她说鼓励我是因为她是我妈妈。

咨询师：你知道你现在的任务是什么吗？

来访者：不知道。

咨询师：是弄清楚你余生要做什么，你只能坐在大椅子上而不是儿童椅上去深入思考。去坐在大椅子上吧。

来访者：（犹豫地走向了思考椅）这太奇怪了。我觉得我想快点回到那个小椅子上去。

咨询师：那是因为你已经习惯了小椅子，你每天都坐在那儿。唐，你离摆脱烦恼已经很近了。（举起一根弹力绳）你想把自己绑在"思考椅"上吗？

来访者：（笑着接过绳子，把自己绑起来）。这很傻，但确实让我觉得我不能跑回小椅子那儿了。我知道这才是合适的位置。

咨询师：请再说一遍。

来访者：我知道这是合适的位置。

咨询师：再说一遍。

来访者：（若有所思）我知道这是合适的位置。卡洛斯并不知道我其实一直在留心听他的游说，并且有些内容已经深入我的内心了。航空工程师的事确实引起了我的思考。我查阅了一些书，并且知道有些成绩比我低的孩子都能得到奖学金。

咨询师：那太好了。但我想，你必须再取得一些成绩。

来访者：我知道。这就是问题所在。我不习惯做一个好学生，更喜欢以前的样子——一个糟糕的学生，总是有麻烦，从不写作业以及从不学习。（拉起绳子）嗯，我有点喜欢被绑着的感觉。

咨询师：很好，我的目标是帮助你坐在那张椅子上。我们用开车来做比喻。（去道具箱，拿出一个后视镜）请把它举到眼前。你能看到前面还是后面的东西？

来访者：我能看到身后的东西。

咨询师：这就是你正在做的事，后视镜挡住了你的视线，你只能看见过去的自己。现在请将镜子移开，放到你的右边，就像真正的后视镜在汽车里的位置。现在你看到了什么？

来访者：当我不看后视镜时，我能看到前面的东西；当我看后视镜时，也能看到后面发生了什么。太酷了，你总是这样做咨询吗？

咨询师：我努力使咨询变得有趣而令人难忘。你从椅子、绳子和镜子里获得了什么？我想听听你的答案，然后我们就要结束本次会谈，几天后再见。

本章小结

作为 RCFFC 的第二个"F"，汇集对咨询来说至关重要，因为当会谈汇集到一个有意义的层次，大多数冲击都会发生。咨询师将任何与契约相关的话题、想法、情绪和行为都汇集在一起。咨询师也会汇集某些他们和来访者之间的问题，以及某些在咨询过程中发生的动态变化。汇集时主要考虑的问题是来访者的阶段性变化。当来访者沉思时，汇集几乎无效，只有少数时候当来访者沉思时，汇集是有效的。关于何时汇集需要考虑的其他因素包括：咨访关系的质量、契约和会谈所剩时间。

有多种不同的方法来汇集，包括有意识地保持在一个议题上、问发人深省的问题、使用重复问题或重复语句、使用理论以及使用创造性的技术。冲击疗法咨询师思考汇集程度时，要考虑如下问题：咨访关系和契约、来访者的稳定性，以及问题的重要性。为了汇集到最深层次，咨询师需要技术、理论和信心。

第九章

结束会谈

很多心理咨询书籍讨论过会谈结束环节的重要性（Hackney & Cormier，2013；Ivey，Ivey，& Zalaquett，2012；Young，2012）。但是大家对每个单独的会谈如何结束关注的较少。本章的写作目的是探讨会谈结束环节的各个方面，即 RCFFC 里的第二个 C。在探讨冲击疗法（Jacobs，1994）最初的图书中，咨询历程图被称为"RCFT"，并不包括第二个 C。海蒂·奥图尔（雅各布斯的一个朋友和同事）在她的冲击疗法工作坊中增加了第二个 C。她认为，要完成冲击疗法的流程，需要处理会谈结束这个环节。我们完全同意她的说法，现在我们所有的冲击疗法工作坊都把 RCFFC 作为一个完整的会谈流程。

会谈结束环节，不能随意而为，而是要精心策划。接下来我们要讨论应该为结束环节预留多长时间，以及关于如何结束会谈的小提示和技术，也会提到在结束会谈时常见的失误。让我们从结束会谈通常会考虑的几个概念开始。

该花多长时间结束会谈

永远都要给会谈结束预留时间

应该花多长时间来结束会谈呢？这个问题取决于 3 个因素：此次会谈的长短；会谈过程中所涉及的资料数量和深度；咨询师与来访者是否会再次见面。最重要的一点是，必须给结束环节预留时间。在一个典型的会谈过程中，时长大概是 50 分钟，咨询师至少要花 3～5 分钟来结束。一个简短的会谈，比如一个学校咨询师展开的会谈，咨询师至少要花 1 分钟来结束。

咨询师：我们还有大约 5 分钟时间，所以得结束本次会谈了。让我们回顾一下，我感觉今天我们谈了很多，我想知道，今天会谈中什么最能触动你？

来访者：我对思维导致情绪的 ABC 模式印象比较深刻。我以前从来没听说过这一点，真的是那样。还有那个小椅子，坐在上面时产生的感觉，让我感到非常震惊。

咨询师经常反应，时间过得太快或者忘了看表，所以他们总是只剩很少的时间或者根本没有时间结束会谈。我们一再强调，咨询师有责任注意时间，以确保给结束会谈预留时间。学校咨询师可以利用送学生回教室的时间来结束会谈。

咨询师：我知道你需要回教室了。我不想让你错过必须参加的考试。来吧，我送你回教室。你能记住我们今天谈话中的哪些内容呢？（如果会谈中有很多情绪流露，咨询师可能更希望在咨询室结束会谈。）

第一次会谈

我们认为，应该多预留一些时间来结束第一会谈。第一次会谈快要结束时，咨询师需要询问来访者对什么内容印象比较深刻。得到反馈后，咨询师要回答问题并讨论后续会谈的安排，有时可能会给来访者布置家庭作业。

咨询师：今天就到这里吧。我想知道，今天会谈中哪些内容对你有突出的帮助，或者你有什么问题。

来访者：这比我想象的好多了。开始我以为你会重点讨论我在学校的情况，但是你没有这样做。现实主义疗法（WDEP）对我很有帮助。现在我知道，如果我真的想有更多朋友，我需要有个新计划。我将在以后的生活中尝试刚才谈到的一些东西。

咨询师：这是我们的第一次会谈，你还有什么问题要问吗？

来访者：我想知道，我们什么时候再次会面，你会来找我？

咨询师：我希望我们能尽快再次见面，周四午饭时再见面怎么样？你可以带午饭来我办公室。

来访者：我们今天谈到过在学校的情况了吗？我想我很愿意谈谈这些事情。

咨询师：当然可以。我们今天从交朋友谈起，这件事似乎更重要。任何对你有帮助的事情都可以谈。我愿意和你讨论这些事情。

来访者：我也这样想。非常高兴刚才你没有逼我去上学。如果是那样的话，我肯定会拼命反驳你的。

咨询师：看得出来。

最后一次会谈（咨询收尾）

和第一次会谈一样，在最后一次会谈中咨询师应该留出更长时间来做收尾。什么时候、为什么以及如何结束会谈，在大多数入门教科书中都谈到过（Hackney & Cormier，2013；Okun & Kantrowitz，2008；Young，2012）。我们只是想指出，咨询师应该在最后一次会谈中留出更长的时间进行反馈，以加强咨询开始以来所谈及的要点，并探讨如何维持已经取得的成果。

倾听来访者的声音

在会谈结束环节，更多地倾听来访者的想法，而不是咨询师发表自己的意见，这对来访者更有帮助。会谈结束环节是一个了解来访者想法的好机会，可以知道哪些内容对他们有突出作用，也可以知道他们可能记住哪些内容，以及会从这次会谈中得到什么收获。评估某次会谈是否有冲击效果，最好的办法是听听来访者能否在结束环节回忆起会谈中有帮助的概念或想法，如果在结束时，来访者很难记起会谈中的重要时刻或有帮助的地方，那么表明这次会谈并不像咨询师最初想象的那么有意义，这也是一个很好的反馈。

处理新话题

通常在结束会谈时，来访者会提出新的、重要的甚至是痛苦的话题。无论是因为便于实际操作还是因为有助于治疗，咨询师都要明白，在结束会谈时出现的新话题需要在下一个会谈中去解决，除非咨询师和来访者都有时间和精力去解决新问题。有时来访者总是在会谈结束时才提出重要话题，这本身可能就是一个要解决的问题。因为来访者可能是有意识或下意识地想保护自己才这样做，他们认为由于有时间限制，可以避免深入探讨这些重要话题。在这种情况下咨询师有两个选择：直接告诉来访者有回避重要问题的倾向，或者提前10～15分钟进入结束环节，以便有更多的时间来探讨这些问题。

咨询师：我知道还剩15分钟的时间，但是我想要收尾了。因为我注意到，接近尾声的时候，你总会分享更多内容。所以现在我们就来总结一下这次会谈吧。

来访者：我能说一说昨天发生的事情吗？我一直想谈谈这件事。

咨询师：当然可以。

来访者：昨天我去见医生，她说我的血液状况不好，担心我的癌症复发了。我非常害怕。

咨询师：(以非常温柔和自然的语气说)我很高兴你提到这个问题。

用于结束会谈的创造性技术

在别的章节中，我们提到了创造性技术的良好效果，以及如何在会谈中使用这些技术。接下来，我们将介绍结束会谈时可以使用的创造性技术。

书写和列清单

让来访者写下会谈过程中有突出作用的要点，这个方法很有帮助。让来访者写一件他们认为经过这次会谈会有所改变的事情，也是一个很有价值的方法。书写可以让来访者有机会理清思路，他们还可以把写下来的东西带走。

咨询师：我们即将结束今天的会谈。我希望你能列出会谈中对你有突出作用的三个要点，另外请你写一写因为今天的会谈你将做出的一个改变。

椅子的使用

在结束会谈时使用椅子是一种强有力的技术，尤其是用那把会谈中用过的椅子。

咨询师：(拉过一把空椅子)我们即将结束今天的会谈，我认为今天的会谈卓有成效。你觉得这周你会有所不同吗？

来访者：是的。

咨询师：来，请坐在这把新的、更理性的椅子上，谈一谈你今天的收获。

儿童椅

儿童椅也是一个可以在结束会谈时用到的、很有效的道具。

咨询师：我们今天就到这里吧。你今天的表现非常好。我们下周还是同一时间再见？

来访者：（点头）这真的很有帮助。（他看看小小的儿童椅继续说）我不知道那个孩子怎么就掌控了我的生活。

咨询师：（指着儿童椅）你打算如何将你的小女孩的部分留在这里，来让你这周不再重复那些不良行为？

结束会谈时的常见错误

想要更有效地结束会谈，无论新晋的还是经验丰富的咨询师，都必须有意识地付出努力。如果咨询师不认真思考结束会谈或者如何结束，一些常见错误便会发生。比如以下几点。

没有会谈结束环节

最大的错误是没有会谈结束环节，有些咨询师可能没有掌握好时间或者认为会谈结束环节不重要。我们认为，永远都需要某种形式的会谈结束环节，以便回顾整个会谈过程。

咨询师说的太多

如前所述，理想的结束环节，应该让来访者在这段时间里回顾和思考会谈中有意义的部分。所以说，那些霸占时间说太多的咨询师就犯了错误。

站在咨询师的角度

站在咨询师的角度评价会谈过程，比如告诉来访者哪些要点对他有意义或者有作用，这样的做法妨碍了来访者自己的感觉。初学的咨询师往往会说："讨论某件事情对你很有帮助，对吧？"应该避免站在咨询师的角度，假设会谈的焦点是适当的或者是有帮助的做法，是应当避免的。

没有足够的时间结束会谈

在涉及很多重要问题的会谈中，咨询师往往过于重视会谈的成果，所以没有意识到应该给结束环节预留更多时间。这样的情况下会谈结束时间通常要比标准结束环节多 3~5 分钟。对于非常有效的会谈而言，重要的是要预留更多的时间来结束会谈。

不要放任来访者情绪失控

最后，一个咨询师经常犯的错误是，来访者离开时情绪还没有平复。在任何一次会谈中，如果聚焦的议题会让来访者反应激烈或特别伤心，咨询师有责任确保来访者有足够时间收拾好情绪、平复自己。如果咨询师执着于解决问题，而没有考虑到来访者需要更多时间平复情绪，那么来访者将继续沉浸在会谈过程中，很难回到现实世界。

持续的会谈案例

汇集结束

来访者：我看见我后面的东西了。

咨询师：这就是你正在做的：只关注你曾经的样子。现在把镜子放到右边，就像它在车里安装的位置一样。现在你看到了什么？

来访者：不看后视镜时，我能看见前面的东西；看后视镜时，能看到后面的东西。这太酷了！你经常这样做咨询吗？

咨询结束环节

咨询师：我试着让咨询更有趣、更容易记忆。你能从椅子、弹力绳和后视镜中得到什么启示？我想听听你的答案，然后我们需要结束今天的会谈并计划下次见面的时间。

来访者：我想重点是我得从取悦我爸爸以及和卡洛斯斗争的那把儿童椅上站起来，然后坐到那把"思考的椅子"上。我不再担心输赢。我真的很喜欢这把和我绑在一起的椅子——它对我的思维产生了一些影响，让我不必像以前那样。我需要向前看，而不是向后看。

咨询师：很棒的总结。这和你想象的不同吗？

来访者：确实不一样。我原本以为你会像卡洛斯那样教导我，还会勉强我谈学校的事情。我喜欢你今天所做的一切。我会记住这把儿童椅和所有的过程。我能问你几个问题吗？

咨询师：当然可以。

来访者：我爸爸酗酒的事情怎么办？我希望你告诉我如何让他戒酒，另外，你是否认为我应该和他一起生活？有时候我讨厌去那里是不是不对？这些问题让我非常困惑。

咨询师：唐，这些都是很好的问题。但是我们必须把这些问题留到下次见面时解决，因为今天的时间不多了。我想知道，从今天谈话中学到的方法，会帮助你做出哪些改变？另外，你想对卡洛斯说什么？

来访者：我想我会问他是否想帮助我。因为我不知道该如何做一名学生。

咨询师：你想寻求他的帮助真是太好了。如果他说得太多，你可以用一种恰当的方式告诉他你有点不知所措。把他作为学术导师而不是校长或者继父。

来访者：这对我很有用。我们下次什么时候见面？

咨询师：下周一同一时间。

来访者：谢谢。我能拿走这根弹力绳吗？

来访者：当然可以。不过你要答应在恰当的时候使用它，用完记得还给我。

来访者：（笑着挥手告别。）

本章小结

结束会谈对整个咨询过程有着至关重要的作用（RCFFC 模式中的第二个 C）。咨询师永远都应该花些时间来总结会谈。如果这是一个来访者情绪起伏比较大、包含内容比较多的会谈，咨询师应该预留更多时间。第一次和最后一次会谈中也要多预留时间来结束会谈。在结束环节，来访者应该有更多时间表达，咨询师不应该在结束阶段讨论新出现的话题。创造性技术（如书写、列清单、椅子和儿童椅）都可以用在结束环节。普遍的错误包括没有结束环节、咨询师站在自己的角度评价会谈、没有预留足够的时间，以及无法让来访者平复情绪、轻松离开。

第十章

道具的使用

接下来的四章，我们将从 4 个方面讨论多感觉道冲击技术：道具、椅子、书写与绘画、动作。本章将讨论道具在咨询过程中的使用，其中一些道具在前九章中已经提到过。

如果道具在合适的时间、正确地被使用，将对咨询起到很可观的作用。在咨询过程中，道具是一个高质量的必备工具。因为使用多感觉道冲击技术将激活更多的感觉道。道具能让抽象的概念更具体，这符合大脑喜欢新奇东西的规律。

使用道具可以加强来访者对议题的觉察，帮助来访者更清晰地感受到自己目前的状态。谈到道具的使用，不同的理论会强调不同类型的问题。这些问题都超越了本书的讨论范围，因为本书无意探究任何具体问题和理论，我们假设读者已经学习或者正在学习这些理论。我们的重点是呈现多感觉道冲击技术在咨询过程中的作用。

在第三章中，我们强调了把握时机的重要性。在本章及之后的几章里，我们会提供很多会谈片段，但没有明确道具使用的时机。这是因为这些片段是从咨询师使用道具开始的。所以请读者自己来体会咨询师使用道具的时机。当我们认为已经描绘了足够的对话让你可以感受到创造性技术的价值时，我们就会结束会谈描述。换句话说，我们讨论的重点是技术的使用，而不是如何解决会谈片段中存在的问题。我们的目标是通过证明各种技术的巨大作用，来鼓励读者在咨询过程中使用技术、提高效率。需要特别注意的是这些技术不是随意想出的小花招，而是很有经验的咨询师在使用道具的过程中，经过认真思考总结的方法。

盾牌

在咨询过程中，咨询师经常要处理这样的问题，即来访者认为受到地位比自己高的人的语言攻击。很多咨询师都会告诉来访者保护自己，但是没有告诉他们具体该怎么做。用一个道具来表示盾牌，可以让会谈成为可视化、体验式的过程。这样既能提高咨询的效率，又能让咨询过程更容易被记住。盾牌能有效地帮助那些与父母之间存在问题或者被霸凌的孩子，也可以很好地帮助那些与酗酒者或暴怒狂一起生活的来访者。用盾牌作为道具，可以戏剧化地呈现出保护自己免于伤害的积极效果。我们通常会用 8×11 英寸的有机玻璃作为盾牌，也可以用菜板、书或者从玩具店买来的玩具盾牌。

咨询师：在听你诉说过程中，我脑海里出现了一个你父母的画面，可以听得出来他们是那种消极、爱批评人的父母。

来访者：你说的很对。我女朋友拒绝再和他们接触，因为他们在认识她之后的短短 1 小时内就开始对她进行批评。我知道他们的这种态度将对我的婚礼产生很坏的影响。无法预测他们在婚礼上会做出什么样的事情，这让我感到尴尬。

咨询师：别担心，不会像你想象的那么糟糕，他们不会让你感到为难。我马上解释这样说的原因是什么。但首先我想告诉你，在婚礼上你该怎样做才能很好地面对他们。

来访者：我该怎样做呢？

咨询师：（递给来访者一个 8×11 英寸的有机玻璃）你需要一个盾牌。你必须做好应对他们消极、刻薄语言的准备。如果做好了心理准备，当他们说出这样的话时，你会想"我早知道他们会这样说"。让我们演示一下。当我要用手指戳你的时候，你就举起这个盾牌来保护自己。（咨询师试图戳来访者的胳膊，被来访者用盾牌挡住了）很好。你用盾牌制止了别人对你的伤害。好的，现在我还要试着戳你，但是这次你不能用盾牌保护自己。（咨询师戳了来访者的胳膊）

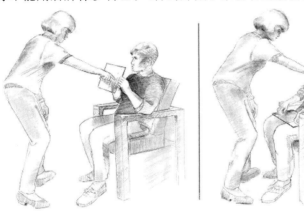

来访者：好吧，这感觉真糟糕。

咨询师：我明白，但这正是你现在所做的。你没有使用盾牌来阻挡那些将要来临的言论。你必须面对现实，现实就是你的父母肯定会说刻薄、不经思考的话。因为他们是对自己生活不满而消极的人，所以才这样做。

来访者：你说的对。我经常想象他们会改变，但最后还是被他们的刻薄评论所伤害。我必须对此做好准备。

咨询师：对，这就是我们需要做的。对即将发生的事情做好准备，还有考虑自己是否能够承受这些事情。你以前可能会特别注意他们的说话内容，但是我希望你能告诉自己："他们原本就是那样消极的人。"不需要听他们说了什么，只需要转移自己的注意力。

来访者：这个方法或许可以转移我的注意力。

咨询师：好的，让我们继续讨论。

在上面的咨询中，咨询师让来访者明白如果不采取措施保护自己的话，他将继续受到父母言语的伤害。

在接下来的实例中，咨询师特别提到了来访者酗酒的父亲。

来访者：当我父亲大喊大叫并说我是笨蛋、一无是处时，那种感觉非常糟糕。

咨询师：他这样做的时候通常是喝醉酒的时候，对吧？

来访者：是的，但喝醉酒不是他这样做的理由。

咨询师：梅尔文，我需要告诉你关于酗酒者的几个事实。首先我想告诉你当你父亲喝醉酒的时候应该做什么。我们来演示一下。我来扮演你的父亲，对你说一些消极的话，还会用手指戳你的胳膊。

"你是个笨蛋。"（咨询师说着戳了来访者的胳膊一下）

"你太懒了。"（咨询师又戳了来访者一下）

"你一无是处。"（咨询师再次戳向来访者）

来访者：确实如此，这感觉实在太糟糕了。

咨询师：来，拿着这个盾牌。（咨询师给了来访者一个大大的有机玻璃盾牌）现在当我开始说难听的话时，你要用这个盾牌保护你的胳膊，不要让我戳到。（咨询师开始说难听的话并试图用手戳来访者时，来访者按照他的建议抓着盾牌挡住了咨询师的手）

来访者：这感觉太好了。我怎么能学会这种方法呢？我不喜欢这样做，但是这办法很有效果。

咨询师：我也希望你不需要在你父亲面前保护自己，但是事实如此，你必须这样做，因为当你父亲喝醉酒的时候，他总是喜欢说一些刻薄的话。而且不幸的是，你父亲的酗酒问题很严重。

通常来访者都会在下次咨询时反馈，使用盾牌的感觉好极了。"这个周我用了3次盾牌，它非常有用。"

过滤网

咨询师经常需要告诉来访者不能总是关注事情的消极方面，也不能对别人的言语或行为过于敏感，另外还要学会如何过滤掉家人、朋友或者老板的一些无心之语。接下来这个实例介绍了一个处于青春期的女孩如何应对继父的消极评论。

咨询师：听起来你的继父不错，但是有时候他的讲话方式不太好，或者他说话时用了不合适的词句。你觉得他是个好人吗？或者因为他是一名部队官员，所以他请求别人做什么事的时候声音总是比较大？

来访者：我不能说他是个坏人，他只是想让我努力学习、认真练习篮球。他的本意是好的，但是他的做法还是让我感到不安。

咨询师：我知道该怎么帮助你了。给你看一个东西。你知道这是什么吗？（咨询师给这个女孩一个壁炉过滤网）

来访者：这是一个类似过滤网的东西。

咨询师：你知道过滤网有什么用吗？

来访者：嗯，我不知道。他们可以过滤掉空气中的杂质，对吗？

咨询师：是的，你说对了。过滤网可以把不好的东西挡在外面，只让好的东西通过。从你告诉我的情况来看，过滤网可以帮助你过滤掉你继父过高的声音和要求，帮助你去体会他的好意。使用过滤网时，你可以只看他对你的关心。

来访者：也许这个过滤网可以帮助我。只要拿着它，我就会意识到他不是一个坏人，而是生命中最关心我的人。他只是有些需要我适应的习惯。你能跟我多解释一下该怎么用这个过滤网吗？

咨询师：当然可以。

接下来，咨询师会告诉来访者哪些东西需要过滤掉，以及如何判断该过滤掉和要保留的东西，这样她和她的继父才会融洽相处。咨询师会教来访者使用交互作用分析(TA)，以及如何加强她的成人自我状态。

纸杯

负面评价

塑料杯可以帮助来访者更清楚地认识到，过去发生的一些事情或者别人的一些负面评价导致他们自我评价过低。

咨询师：我希望你把这杯子当作你自己。根据你刚才的诉说，我感觉你在自我评价上存在一些问题。你来用这支铅笔在这个杯子上戳几个洞，这些洞代表了你自我评价方面存在的问题。(来访者按照咨询师的要求在杯子上戳了几个洞)你看到了什么？

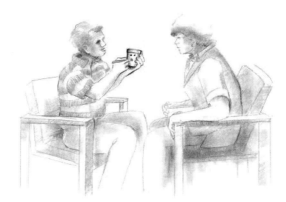

来访者：确实有很多问题。最大的问题来自我的父亲，(来访者看着这些洞停顿了一下)我该怎么修复这些问题呢？

咨询师：这正是本次咨询的目的。我们必须讨论你将怎样修复这些问题，然而你可能会因此有不好的感受。请告诉我这些问题的所有细节，我们来讨论从哪个问题开始修复。

咨询师在之后的咨询中可能会聚焦于这些问题，也许会分析这些问题从哪里来，如何通过改变来访者的自我对话来修复。之前，有些来访者会把杯子带回家，并放在能看得见的地方，这样可以提醒他们努力修复问题。为了让这一道具更有戏剧化效果，咨询师可以往杯子里倒水，这时来访者可以明显地看到杯子漏水了，从而引发更深刻的讨论。

咨询师也可以拿两个杯子，一个有洞，另一个没有。把两个杯子放在来访者面前两个不同的椅子上，让他谈一谈两个杯子有什么不同。

咨询师：你感觉，拿着有洞杯子的人和拿着没有洞杯子的人，有什么不同？

来访者：拿着没有洞杯子的人感觉会很好。明白了，看来我必须修复这些问题。

爱的杯子

带洞的杯子，可以用来帮助那些认为自己非常需要爱的人。

咨询师：拿着这个杯子并在它底部戳一个洞。（来访者照做）如果这个杯子代表你对爱的需求，而你又特别希望杯子是满的，那么当有人往杯子里倾注爱时，会发生什么？

来访者：你的意思是说，无论什么人往里倒东西，它都会很快漏出来。

咨询师：是的，当有人给你爱时，你只会高兴很短的时间，因为杯子是漏的，所以很快你就感觉杯子空了，也就是说你会感觉自己得到的爱不够了。

来访者：那么，我应该怎样做才能保持杯子是满的呢？

咨询师：你有两个选择，一是不顾一切地寻找周围可以给你爱的人；另一个选择是，修复杯子上的洞，试着爱你自己。

来访者：我想你说出了我总是同时有两三个爱人的原因，就是因为杯子上的洞。（盯着杯子看）我明白了。这个杯子让这个问题一目了然。

咨询师将会聚焦于这些洞，分析他们代表什么问题，这些问题来源于哪里，以及如何修复这些问题。咨询师往往会采用交互作用分析疗法（TA）或者理性情绪疗法（REBT）。

自我价值的杯子

杯子可以形象化地表示来访者把自我价值交到别人（有时候是爱人，有时候是父母、老板、孩子等）手中。在下一个实例中，来访者曾经谈到男朋友让她感到自己没有价值。

咨询师：我希望你把这个杯子看作你的个人价值。把它拿在手里。我将会扮演你的男朋友，（咨询师坐到来访者对面，伸手去拿杯子，来访者把杯子给了他）当遇到你男朋友时，你把自己的价值交给了他。（咨询师拿着杯子坐到来访者对

面)现在你男朋友拿着杯子,他经常会破坏它。(来访者怯懦地看着咨询师,咨询师把杯子捏碎了)

来访者:(看着咨询师说)你说得很对。这就是我所经历的,我讨厌这样。我该怎样改变呢?

咨询师让来访者意识到她正在做的事情,然后他会帮助来访者把自我价值的水杯拿在手中。咨询师可以把杯子还给来访者,让她拿着杯子,这时咨询师扮演她男朋友来抢杯子。这个道具非常具体地呈现出,如何保护自己的价值不被别人夺走。

橡皮泥

橡皮泥是一种非常有用的道具,因为它可以分开也可以复合,在咨询过程中经常需要用到这种特点。橡皮泥可以用来象征来访者同时被几个不同的问题所困扰。

案例 1

咨询师:我希望你能把这块橡皮泥捏成一个球。(来访者做好后,咨询师让他停下来)好的,现在我要展示一下你所反馈的问题。假设这个橡皮泥球是你,每周咨询时你都会说出困扰你的各种事情。让我们看看都有什么事情,你谈到过你的父亲(咨询师边说,边从橡皮泥上撕下一块,并把撕下来的橡皮泥放在椅子上。来访者手中还有一大块橡皮泥),谈到过你的婚姻(咨询师又撕下了一块橡皮泥放在椅子上),你还谈到过现在体重超标和你的工作,(咨询师又撕下两块橡皮泥放在椅子上)你看到了什么?

来访者:大部分橡皮泥放到了椅子上。

咨询师:你说的是看事情的一种方式。我看到的是,你每周都会增加一些问题,这些问题会让你更烦恼,而没有对你的生活有所改善。我们需要集中精力来收回放在椅子上的这些碎块,也就是说想办法来解决这些困扰你的问题。这样的话,你手中的这部分橡皮泥就会越来越大。当你开始思考如何解决问题,而不只是谈论问题时,你会感觉越来越好。今天就让我们选择其中的一块橡皮泥,讨论如何修复它。

来访者：那就选我的婚姻吧。

咨询师：所以我们这次也许包括下几次会谈的目标就是解决婚姻带给你的困惑，让我们试着把代表婚姻的这块橡皮泥收回到你的手里。

来访者：好的。这种方法让我明白我应该做什么。

咨询师：那么，（用严肃、引人深思的语气）关于你的婚姻，你想说些什么？

案例 2

咨询师：来，拿着这块橡皮泥，告诉我拿着它是什么感觉？

来访者：（拿起橡皮泥，思考了大约 1 分钟）它很硬、很结实。

咨询师：现在把它分成两部分，并把其中的一块放在椅子上。现在它给你什么感觉？

来访者：变小了，也没那么结实了。

咨询师：这是不是很像你现在所做的？你给我的感觉就像是这块橡皮泥，分成了两部分，但是也变得很不自信了。

来访者：我控制不住地把自己分成两部分，这种感觉很糟糕。

播放列表

很多来访者的问题，来源于他们自己的观念。无数理论证明了这一点。大多数情况下，咨询师会跟来访者讨论他们的某些错误观点和并不存在的理所当然。为了让来访者对这一问题有直观的印象，咨询师可以用手机中的音乐播放列表作为道具。

咨询师：我想我已经了解了你的问题。你的手机中有音乐播放列表吗？

来访者：有的。

咨询师：这部手机你用了多长时间了？

来访者：好几年了。

咨询师：你的播放列表中有没有你不听甚至不喜欢的歌曲？

来访者：哦，是的，有这样的歌曲。现在可以看一看。我也奇怪，为什么会把这些东西放在我的播放列表里。

咨询师：正如你的播放列表，你的头脑中也有一些这样的东西，这些东西存放了很久而且你也经常听，但是你并不喜欢它们。有一首配图的歌曲叫"我不够好"，你经常播放它。你在不同的场合播放它，有时是在和你女朋友在一起时，有时是在和你妈妈在一起时。

来访者：但是我的确不够好。

咨询师：不，并不是这样。你只是感觉自己不好，因为你总是这样告诉自己。是你的父亲和兄弟们让你有这样的想法。因为这句话在你的播放列表中，所以你总是不由自主地经常播放它。我想我们首先应该看一看你的自我对话播放列表中到底有哪些内容，然后讨论应该删除、保留还是编辑这些内容。

来访者：这是个好主意，我现在就可以说，我需要编辑头脑中的播放列表。

咨询师：我们把播放列表中消极的对话列出来。

来访者：比如，我会说，"我是个笨蛋，我永远都不会成功"。

从理论的角度看，咨询师可以利用理性情绪疗法（REBT）来讨论来访者非理性的自我对话，用交互作用分析（TA）来帮助来访者编辑"不开心儿童的播放列表"。

删除录音

因为很多来访者都有带录音功能的手机，所以咨询师可以方便地利用这个有创意的技术。这一技术可以让来访者认识到，编辑或删除一些消极的自我对话是非常必要的。

咨询师：我有个主意。你的手机里有录音软件吗？

来访者：有。

咨询师：请你用手机把之前提到的消极自我对话录成一段简短的录音。（来访者录了两段录音，分别是"我不够好因为我是同性恋者"，"我让父母感到失望，因为我是同性恋者"）播放它们，并反复听几遍。（来访者反复听了）现在删除它们（来访者照做了）现在让我们听听这些录音，然后说说你的感受。

来访者：我们听不到了，因为我刚才把它们删除了。

咨询师：这就是我想说的。（沉默大约 30 秒，或者咨询师可以告诉来访者他真实的意图）

来访者：我明白了，如果继续对自己说这些沮丧的话，我会感觉很糟糕。

咨询师：接下来，我会告诉你，为什么那些消极的自我对话并不是真实的。

这个技术让来访者理解了自己的问题，并学会如何删除消极的自我对话。

汽车后视镜

来访者经常会因为艰难的过去而阻止自己前进，还会因此对未来丧失信心。利用汽车后视镜这个道具，可以形象地告诉来访者，他如何限制了自己的视野。

咨询师：我知道你经历了艰难的过去，而且你现在的生活也并不轻松，但是你没有必要被过去的困难所束缚。

来访者：我不知道怎样才能过上正常的生活。

咨询师：这确实是一个问题。你可以这样做，（拿起一个汽车后视镜）把这个放在你眼前。（来访者拿起来）你看到了什么？

来访者：我看到了我身后的东西。

咨询师：确实是这样。你看不见你前面的东西。我想问你，为什么挡风玻璃比后视镜大？

来访者：因为往前看比往后看重要得多。（停下来思考）我明白你的意思了。可是我能忘记过去吗？

咨询师：不，不会全部忘记。我们需要后视镜来回顾过去的生活。你从过去的生活中学到了东西，但一直向后看是没必要的。请你相信自己会有一个美好的未来，但也要从过去中总结经验。

屹耳和跳跳虎

那些对自己感觉不好的来访者往往扮演的是一个"可怜的我"的角色。跟这些来访者交谈时，可以利用小熊维尼里的角色。

咨询师：我想我知道你没有朋友的原因了。我们接触过一段时间了，这是我经过对你的观察得到的答案。（拿出两个填充玩具，跳跳虎和屹耳）你知道这两个动画片角色吗？

来访者：（眼神突然亮了）是的，当然知道。屹耳是我最喜爱的角色。

咨询师：你喜欢屹耳，我一点都不奇怪。你真的有点像屹耳。

来访者：（用疑问的语气）我像屹耳？为什么你这样说？

咨询师：因为你进门的时候是这样的表情。（咨询师站起来，低着头、拖着脚走了几步，用一种失败者的声音说）"我一事无成，没人喜欢我，我交不到朋友。"

来访者：我真的是这样的表现吗？

咨询师：真的，而且可以确定，你走过学校大厅或者去吃午餐时，样子和屹耳一样。（拿起跳跳虎）如果是跳跳虎走过学校大厅或者是去吃午饭，会是什么样子呢？

来访者：跳跳虎会高昂着头，在桌子上跳来跳去，直到有人要求和他一起坐。

咨询师：是这样的。我们怎样才能让你像跳跳虎一样呢？这个周我希望你能尝试着和跳跳虎一样。想一下，跳跳虎会做什么呢？我经常对我的来访者说，"模仿他，直到成为他"。

来访者：（拿着跳跳虎）我想尝试一下，然后告诉你结果。我会记住你的话，"模仿他，直到成为他"。

扑克牌

很多来访者不相信自己会改变，无论咨询师如何鼓励，他们还是抱着旧习惯不放。当讨论改变的必要性不起效果时，玩扑克牌这种创意性技术可以帮助他们认识到固守旧观念不如迈步向前。咨询师可以先问来访者会不会玩扑克牌，如果他说会，就拿出一副扑克牌，把其中的 5 张牌分给自己和来访者。

咨询师：好的。我拿前 3 张牌，你拿后 2 张。

来访者：那我怎么办？我想拿 4 张牌。

咨询师：不行，你只能拿我给你的牌。（来访者得到的牌很差，咨询师事先按照 2，4，6，8，10 的顺序把牌进行了排列）

来访者：这样不公平。

咨询师：我们没有讨论公平的问题，我们讨论的是你手中的这把牌。这副牌代表了你的过去。你改变不了过去。

来访者：靠这把牌，我肯定赢不了。

咨询师：这就是我想说的。你过去的经历充满坎坷，你的父母没有尽到抚养责任，叔叔和堂兄弟们对你不好，你对自己待过的两个寄养中心也不满意，所以你觉得自己拿到了一把烂牌。这些经历确实让人痛苦，我们也无法改变过去。但是未来，你并不是必须继续拿着这把烂牌。你可以向我寻求帮助。请考虑一下，想要赢的话，你需要什么牌？

来访者：(思考了几分钟)3 个 10。

咨询师：(找到了 3 个 10 交给来访者)这样你的牌就好多了。

来访者：(笑了)有 4 个 10，我肯定能赢。

咨询师：布雷特，你明白我要说什么吗？

来访者：你希望帮助我，如果我不再对过去念念不忘，你就能够帮助我。我想你会说，我不需要一直拿着这把烂牌。

咨询师：看来你明白我的意思了。如果你一直接受咨询，你的生活会有很大改善。

便利贴

有时候来访者在会谈中收获的正能量，离开咨询师办公室以后就失效了。结束会谈时，来访者会告诉咨询师他们感觉很好，但是下次会谈时，他们却说过去的一周感到非常沮丧，对自己的评价也很低。在下面这个实例中，咨询师和这个 10 岁的小男孩已经进行过几次会谈了。这个叫汤姆的小男孩告诉咨询师，他讨厌学校午休时间。因为他不擅长运动，而且其他的孩子经常嘲笑他。咨询师尝试着让汤姆明白，即使不善于运动，也可以在午休时间玩得很高兴。小男孩似乎明白了，但是当他离开咨询师办公室再次面对那些取笑他的孩子时，就忘记了咨询师告诉他的话。

咨询师：汤姆，根据你告诉我的事情，我想给你看一个东西，就是这个卡片。我在上面写了一句话，"我感觉不错"。请你把这张卡片放在胸前。在之前的会谈中，你告诉我，即使那些孩子叫你的名字，你也不生气。你似乎明白他们并不能让你感觉糟糕。现在把手拿开，看看会发生什么。

来访者：卡片在身上待不住，它掉下来了。

咨询师：现在拿着这张便利贴，在上面写上"我感觉不错"这句话。(汤姆照做)然后把它贴在你的胸前，拿开手看看，会发生什么？

来访者：它贴住了。

咨询师：知道我想说什么吗？

来访者：你是想告诉我，我们在这里讨论的那些鼓励的话，没有印在我的脑海里。我希望它们能被记住。

咨询师：好的。那我们现在需要努力地去让这些东西印在你的脑海里。

这个案例反映了咨询过程中经常出现的一个问题，即来访者没有完全消化那些对自己有帮助的内容。这时，咨询师可以利用便利贴这个道具向来访者提问：是否理解并记住了会谈中的内容。

创可贴

对于那些不想解决重要问题，但又必须这样做的来访者，创可贴盒子可以起到重要作用，利用这种道具，来访者可以清楚地看到有成果的咨询与创可贴式咨询的区别。

来访者：改变太难了。我觉得我永远都不可能解决这些问题，真高兴能和你讨论怎么解决这个问题。

咨询师：（一边考虑着应该如何改变现有的状态和来访者的意图，一边说）我很高兴，你愿意与我分享你的问题，但是我希望你能在咨询中有更多的收获。

来访者：更多的收获是指什么呢？

咨询师：看这里，我有一个装满创可贴的盒子。玛丽亚，我想你需要考虑一个问题，你是否希望带来彻底的改变？也许你只想得到几个掩盖伤口的创可贴，但这些创可贴过两天就会被洗掉。

来访者：我以为我们之前的咨询已经很有效果了。

咨询师：不完全是。我们只是接触到了问题的表面，这就是我所说的创可贴式咨询。如果你愿意，我们应该可以更深入地剖析和解决这些问题。

来访者：（严肃地看着创可贴盒子）让我们继续做有成果的咨询吧。我没有意识到，之前做的只是创可贴式的咨询。

这个道具可以引导来访者思考如何进行有效率的咨询。

墙

来访者经常会谈到他们遇到的各种"墙"。有些"墙"存在于他们与别人之间，有些则存在于他们与外在世界之间。为了更形象地展示这些无形的墙，咨询师可

以要求来访者拿着这些墙的代替品。（代替品可以是之前书中提到过的有机玻璃盾牌、公文包或者其他任何合适的东西）

案例 1　对近距离的恐惧

咨询师：阿卜杜勒，让我来演示一下你目前的状态，我将扮演那些你想接近的朋友。让我们站起来。（咨询师和来访者面对面站着，中间有几英尺的距离）我希望你双手拿着这个公文包，举在胸前代表你的墙。（来访者手举着公文包）

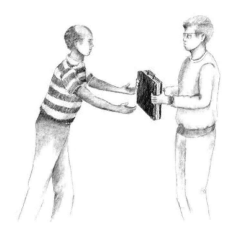

咨询师：现在把我当成你的朋友。我走向你，请你拿着公文包来拥抱我。

来访者：我没法拥抱你，除非放下公文包。哦，除非我移走心中的墙。天哪，这就是原因所在。这些墙已经存在很长时间了。

咨询师：我知道。现在我们要慢慢移开墙，请告诉我墙移开后是什么感觉？（咨询师慢慢地拿走了来访者手中的公文包，两个人直接面对面站着，中间没有间隔）

来访者：我喜欢这种感觉，但还是心存恐惧。

咨询师：我明白你现在还有些恐惧。让我们做两件事情，首先看一看你什么时候以及为什么建起了这些心墙，其次要考虑你的自我对话是什么。也就是说，你如何用这些自我对话让自己感到害怕。

案例 2　隔离

咨询师：看起来你给自己建了一堵墙，现在你正躲在这堵墙的后面。请你移开椅子，我会在你面前放一个屏风。（来访者照做，咨询师把一个很大的、可以移动的屏风放在了来访者面前）

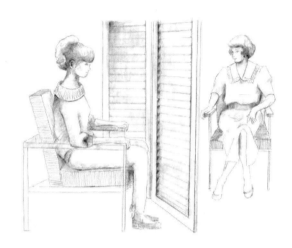

来访者：(伤心地说)就是这种感觉。

咨询师：我们必须要做的是让你从墙后走出来。墙后的生活好吗？

来访者：当然不好。

咨询师：今天你仔细体会了墙后的生活。接下来，我们要努力让你从这堵墙后面走出来。

来访者：我能回到原来的位置吗？

咨询师：(用友好的语气说)不能，我想接下来的这段时间里你还要坐在墙的后面，除非你准备好和它说再见。

来访者：不，还没有。这样的方式让我明白我是如何限制自己的。

啤酒瓶

咨询师经常面对酗酒的来访者或者来访者的某个家庭成员喝酒。

案例 1　酒精导致的火暴脾气

一个啤酒瓶和一小段绳子可以形象地说明，为什么许多酗酒的人有易怒的问题。

咨询师：让我们用这个啤酒瓶和绳子来说明一些事情。你说过，你父亲不喝酒时是个很好的人，就连高声说话的情况都很少。也就是说，他不喝酒时是一个不容易被激怒的人。(咨询师拿着一段 20～25 厘米的绳子)现在我们来看一下喝酒

对他情绪控制的影响。（咨询师慢慢地把绳子放进酒瓶里，直到完全放进去）

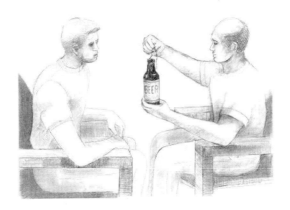

来访者：（紧盯着咨询师的演示）哇，就是这样。这和发生的事情一样。

咨询师：你总是责怪自己让你父亲发火，事实上是酒精导致他的自控力降低，所以他才会经常大发雷霆。

通过这样生动的演示，来访者直观地看到一个酗酒的人自控力变差。咨询师也可以通过这种方式让整个家庭都明白只要是有人酗酒，就会出现问题。

案例2 酒精导致与爱人的沟通变差

来访者：我受不了他现在的样子。我们曾经相处得很好，但是现在大不如以前了。我现在更需要他，很希望我们还能和以前一样，不知道为什么变成了现在这样。

咨询师：我想请你做几件事。首先把双手举高，一只手代表你，另一只手代表你的丈夫。请你十指紧扣，这代表你们以前的相处状态。

来访者：是的，我们以前关系非常亲密。

咨询师：好的，现在我希望你拿着这个啤酒瓶，然后十指紧扣。

来访者：我做不到。

咨询师：攥紧啤酒瓶试试。

来访者：没办法十指紧扣，除非放下啤酒瓶。

咨询师：很显然，只要他继续喝酒，你们就无法像以前那样亲密。你必须接受这个现实。我希望这个演示对你有帮助。

来访者：是的，这个演示很清楚地说明了问题。

如果你正在给酗酒者进行心理咨询，一个1.2米高的、类似于气球的大啤酒罐

子，或者一个 90 厘米高的塑料啤酒瓶，又或者一个空的啤酒瓶，这些都是很好的
道具。它们可以用来演示社交性饮酒和酗酒之间的区别。咨询师可以把常规的啤
酒瓶摆在大啤酒桶旁边，以清楚地显示出两者之间的区别。这种对比也能更好地
显示酗酒者为什么无法与他人接近。你可以和来访者面对面站着，你代表别人，
你和来访者之间放一个巨大的啤酒瓶（或者其他啤酒容器），然后你们两人尝试着
互相拥抱。这种方式很明显地展示出当一个人有酗酒问题时，很难与别人亲近。
这些道具有效地展示出酒精的破坏力。使用这些道具可以帮助酗酒者和他们的爱
人认识到酒精对他们关系的破坏。

橡皮筋

1. 紧张

有些来访者会抱怨自己已经耗尽了全部精力。橡皮筋可以形象地展示出这种
紧张状态。为了让演示效果更好，最好选用能拉至少 30 厘米的橡皮筋。

咨询师：这就是我所担忧的。你拿着这个橡皮筋并且拉它，尽量拉到极限（来
访者照做，但是紧张地盯着橡皮筋）我担心它会被拉断。

来访者：是的。

咨询师：我是想让你知道，如果你坚持你现在的做法，很可能会崩溃。现在
请轻轻地拉橡皮筋。（来访者照做）怎样做才能帮助你减轻压力呢？让我们讨论一
下这个问题吧。

2. 信任

有些来访者不信任咨询师，因为他们以前曾经被其他咨询师或者权威人物伤
害过。用橡皮筋可以很好地展示这种恐惧。

咨询师：丹，我知道你还没有完全相信我，我想用某种方式让你明白我能帮
助你，而且也不会有意伤害你。也许这个演示可以让你明白。请你拉住这个橡皮
筋的一头。现在我要开始拉它。（咨询师拉住橡皮筋的一头直到不能再拉长，差不
多有 30 厘米长）。我数到 3 就会放手，但是我不会伤害到你。（来访者看起来既吃
惊又害怕）（咨询师开始数 1，2，3，然后慢慢把拉住橡皮筋的手向来访者靠近，橡
皮筋的弹力减轻了，他才松开手）你以为我会让橡皮筋弹到你，对吗？

来访者：是的。

咨询师：我这样做了吗？

来访者：没有。

咨询师：有很多成年人这样做过，对吗？

来访者：是的。

咨询师：我绝对不会伤害你的，给我一个帮助你的机会。

钱

钱也是一个有效的道具，可以用它解决一些来访者在自我价值方面遇到的问题。很多来访者因为父母、养父母或爱人对待自己的方式，而感到自身没有价值。咨询师利用 1 元纸币这个道具，可以让来访者理解自己的问题。

案例 1

咨询师：你好像还不太理解，一个人过去的经历并不能影响他的个人价值。让我试试别的方法。我想让你看看这个。（咨询师从她自己的钱包里拿出 1 张 1 元纸币）这是什么？

来访者：1 元纸币。

咨询师：它现在的价值多少？

来访者：1 元。

咨询师：（把这张纸币揉成一团、扔在地上、踩它、向它吐口水、踢它。最后咨询师拿起纸币重新打开）它刚才经历了很多伤害，现在的价值是多少？

来访者：还是 1 元（来访者停顿了 1 分钟）我明白你要说什么了。你是说我的价值不会因为之前遇到的伤害而降低。

咨询师：你说得太对了。你的价值不会因为遭遇过什么而减少或者增加。你的体重会有升降，但是你的价值不会。

这是一个很有效的道具，曾经被广泛使用。上面这个实例是一位学校咨询师告诉我们的，她当时是在为一位家境贫困的学生做咨询。后来她把自己当时仅有的 5 美元给了这个学生，告诉他永远保留着这 5 美元，以提醒自己是有价值的。两年以后，她在一个商场里遇到了这个学生，他走过来跟她说，"史密斯女士，你看我还带着你给我的 5 美元，它时刻提醒我，我是有价值的。我永远都不会忘记"。这个实例展示了多感觉道冲击技术的价值。

案例 2

对那些因为超重而认为自己没有价值的来访者，1 元纸币同样可以起作用，用来告诉他们价值和体重无关。

咨询师：如果我理解正确的话，你是说如果你瘦了，你作为一个人的价值就提升了。

来访者：绝对是的。我感觉如果我能减掉 75 磅，我就更有价值了。人们就会注意到我，我也可以约会了。

咨询师：我怀疑你认为自己瘦下来就能提升价值的理论是否正确。让我给你展示一个东西，说不定有帮助。（咨询师拿出一张 1 美元纸币，竖着展示给来访者）这是多少钱？

来访者：1 美元。

咨询师：注意我的动作。（把纸币折叠起来，折成像铅笔一样细的一条）现在它值多少钱？注意它变瘦了。

来访者：还是 1 美元。

咨询师：但是它瘦了。

来访者：（盯着变瘦的纸币）你是说，即使我瘦下来也不会提高我的价值，是吗？

咨询师：是的，这正是我想说的。我想那时你身体上会感觉好一些，也会更能引起别人的注意，约会更多，但是我不希望你把自己的价值和体重联系在一起。你的价值在你的头脑中，消极的自我对话影响了你的价值。

来访者：你改变了我的想法。我想我明白你的意思了。我以前总是认为体重影响了我的心情。让我们继续谈谈这个话题吧。

锤子

在某些情况下，咨询师要面对一些不管是对别人还是对自己都有暴力倾向的来访者。暴力倾向导致来访者会出现各种问题。这些情况下，可以用锤子来做道具。

咨询师：根据我的理解，（拿出一个玩具橡皮锤子）你经常打自己是因为完美主义倾向。请拿着这个锤子打自己的头。

来访者：（打了自己的头几下）你说得对。

咨询师：你如何才能停止打自己呢？（停顿了一会儿）首先你要把锤子放下。锤子代表了你对自己的要求，必须完美，不能出错。如果你愿意放下锤子，我可以帮你。

来访者：我也尝试过改变。（放下锤子）但是这是我从 8 年级开始就出现的习惯。

咨询师：让我们看看 8 年级以来你的自我对话，而且我会告诉你一些不用锤子的方法。

粗线——愤怒的导火索

很多来访者会谈到自己现在更容易生气了。不同长度的绳子可以让来访者的状态变得可视化。

咨询师：马里奥，我们已经谈了 10 分钟，你说自己总是在孩子、妻子和同事面前大发雷霆。

来访者：我控制不住自己，这就是我。

咨询师：这不是真的，这是愤怒导火索出现了问题。我想让你看两个导火索。（咨询师拿出两条绳子，一条只有 1 英寸，另一条有 10 英寸）现在你的愤怒导火索就像这条绳子。（咨询师拿起短绳子，来访者看着它）我想让你知道，通过咨询，你的愤怒导火索可以变长，就像这条绳子。（咨询师又拿起长绳子让来访者看）

来访者：我确实需要做些什么，否则我将失去一切。

咨询师：如果你无法控制怒火，你会失去你的工作、你的妻子和孩子。很高兴你已经有动力去做出改变。让我们讨论一下为什么你的愤怒导火索变短了，然后再讨论怎样让它变长。现在我要把这条短绳子放在这个小椅子上（咨询师把短绳子放在儿童椅上），然后我要把长绳子放在大人的椅子上。我这样做的目的是告诉你，不要再像小孩子一样任性，要像一个成人一样控制自己的怒火。

来访者：你说的对，我想是时候成为一个大人，而不是继续做小孩子。因为小时候无家可归，我必须学会强悍，但是现在生活环境变了，而且我非常爱我的妻子和孩子。

汽水

另外一个可以展示愤怒的道具是一瓶汽水。它可以让来访者明确地看到人愤怒时的状态。

咨询师：（当来访者在描述一个生气的情景时，咨询师拿起一瓶汽水，使劲摇晃，然后把瓶子递给来访者）来，打开它。

来访者：（不敢接瓶子）不，我不会打开它，会溅我一身泡沫的。

咨询师：但这正是你所做的。你积蓄了很多怒火，然后把火气喷到自己和周围人身上，而他们也不想被溅一身泡沫。

来访者：（思考了几分钟）你说得对。我觉得关键是不能让怒火越来越大。你能告诉我该怎么做吗？

咨询师：当然可以。我可以告诉你如何控制情绪，当你快要发火的时候使用这些办法可以控制怒火。

筹码

扑克牌筹码可以帮助那些总是愤怒的来访者。他们通常不明白为什么自己总是满腔怒火。

咨询师：马克，也许我能帮助你看一看到底发生了什么。你说你不明白为什么，但我已经很清楚了。你希望在学校、家里和工作中都开开心心的，但却总想发火。所以你经常会陷入批评和麻烦中。我这里有一些筹码，红色的代表你正在生气，白色的代表你已经平静下来。我把其中一些筹码放进袋子里。现在大部分是红色，因为你大部分时间都在生气。（咨询师在袋子里放了15～20个红色筹码和1～2个白色筹码）请你闭上眼睛从袋子里拿一个筹码出来，然后告诉我你拿到的筹码是什么颜色的。你会发现大部分时间拿到的都是红色的。

来访者：红色。

咨询师：重新拿一个试试。

来访者：红色。（来访者从袋子里拿出了4个筹码，每次拿到的都是红色筹码）

咨询师：如果一个筹码代表你一天的生活状态的话，那你有4天都在生气。如果减少怒气，你的生活状态就会得到改变。现在你明白了吗？我们必须努力增加白色筹码，这样当你随机抽取筹码时更有可能拿到白色的筹码。

拼图

孩子们玩的拼图是一种很有价值的可视化道具。咨询师可以给来访者一盒少了几个拼图块的拼图(12～24块的儿童拼图)，这是为了形象地说明来访者在解决问题时忽视的一些重要环节。

咨询师：我会给你一些拼图，希望你尽快把它们拼好。(来访者开始拼拼图，但是发现少了几块拼图块)

来访者：好像少了几块。

咨询师：是的。请告诉我拼图上是什么图案。

来访者：我看不出了，因为少了几块拼图块。我只能猜一下。

咨询师：这就是你试图理解你父亲时出现的问题。你向我描述你父亲时，总是缺少很多关键要素。你怎么想的？

来访者：你说得对。我明白你所说的问题。我父亲总是说一套做一套。他邀请我去他那里，但是又几乎不理我。他给我买各种各样的东西，但又总是因为钱的问题跟我发火。有一次他恳求我跟他一起住，不久他又说这不是个好主意。我实在是无法理解他的行为。

咨询师：我完全同意。我想告诉你的是，要接受你无法理解他全部想法的事实。

来访者：是的，我明白了。这样做对我很有帮助。

本章小结

道具在咨询过程中的作用再强调都不过分。就像我们在整本书中反复说的那样：大脑喜欢新奇的东西，而道具可以给咨询过程增添新鲜、有趣的内容，比起单纯的说话，道具更容易被记住。盾牌和过滤器是很有效的道具，可以启发来访者思考如何面对生活中遇到的难以相处的人；纸杯有很多种用法，可以帮助来访者处理自我评价方面的问题；还有很多道具可以用来把愤怒形象化，比如短绳子、汽水和红白筹码；汽车后视镜可以告诉来访者多关注未来而不仅是局限于过去；纸牌、墙、橡皮筋、屹耳和跳跳虎，以及锤子，在咨询过程中都很有用处。希望本章可以给你一些启示，帮助你创建自己的道具包，把它们放在你的咨询室中。如果咨询师想在咨询过程中更有效率，必须把道具放在触手可及的地方，并试着在合适的时候用到它们。

第十一章
————

空椅技术

椅子作为一种有创意的、多感觉道冲击技术，在咨询过程中被广泛使用。格式塔疗法、交互作用分析疗法以及理性情绪疗法，都会综合利用空椅技术。本章将讨论在咨询过程中，如何使用空椅代表不同的人、同一个人的不同部分或不同的选择。

格式塔疗法中空椅子的使用

格式塔疗法的主要信条包括，通过把议题带到此时此刻来提升来访者的觉察。利用空椅，咨询师可以引导来访者与椅子代表的另外一个人或者自己的一个部分进行对话。如果咨询师在恰当的时候使用空椅，咨询效果将被大大提高。

下面是格式塔疗法的一个实例。这些例子都很简洁，因为提出这些例子，只是为了说明空椅在咨询过程中如何被利用，而不是讨论格式塔疗法的任何细节。

案例 1

咨询师：罗茜，请假设你父亲就坐在这张椅子上和你面对面谈话，而不是对着想象中的父亲说话。（咨询师拉过一张空椅子放在来访者面前）如果他在这里，你想跟他说些什么？

来访者：（盯着椅子看了差不多 10 秒）爸爸，为什么你不能像对待大卫那样对待我？

咨询师：现在请你坐在这张空椅上，以你父亲的口气来回答你刚才提的问题。

来访者：不要用这种荒唐的问题打扰我。

咨询师：请坐回原来的座位，作为罗茜继续对话。

来访者：这不是荒唐的问题，而且你知道这个问题的存在。你知道自己总是

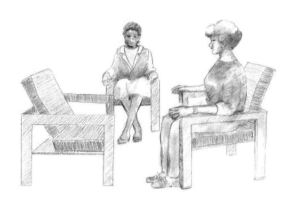

用不一样的态度对待我。

咨询师：请再次坐到代表你父亲的座位上。

来访者：（作为她的父亲，思考了大约 30 秒）不，我没有意识到这个的问题。我只是不知道应该如何与女儿相处。（看着咨询师）我想我突然明白了问题的答案。

在格式塔疗法中，咨询师让来访者来回换座位，是希望她能更清楚地了解问题。这样做非常有效果，也很直观。

案例 2

咨询师：我希望用一些东西帮助你更好地了解自己，明白自己为何要做你所做的。请你坐在这把椅子上。（来访者坐在一把椅子上，就在他之前坐的椅子对面）现在我想请你扮演你心中的恐惧，并告诉自己为什么你要继续生存。

来访者：嗯，这个……

咨询师：（鼓励来访者）我是我心中的恐惧，我正在自己周围游荡……

来访者：我在这里游荡，是因为我一直在这里。在我的成长过程中有太多的恐惧。在家里，我要一直非常小心。

咨询师：请坐回原来的座位。你想对自己的恐惧说什么？

来访者：你说得对。过去有很多需要担心的事情，可是现在不一样了。我现在不需要恐惧了。

咨询师：请重复这句话。

来访者：我不需要恐惧了。

咨询师：请再重复一遍。

来访者：我不需要恐惧了。我想活下去。在我的成长过程中，世界已经发生了变化。我能找到值得信任的人。

案例3

在这个实例中，咨询师试图帮助来访者了却因为母亲三年前自杀而生发的心结。这是第三次会谈。

咨询师：下面是我希望你做的事情。请你把你母亲带到这里，就坐在这把椅子上。你想对她说些什么？

来访者：（盯着椅子看了20多秒，哭起来）非常抱歉，你去世的时候我没有陪在你身边。我当时正陷入自己的麻烦事中，完全没有意识到你有多痛苦。我应该多理解你的毒瘾和痛苦。我应该陪在你身边。

咨询师：坐到这把椅子上扮演你的母亲。告诉珍妮，你自杀前的挣扎。

来访者：（停顿了30秒）珍妮，你没有做错任何事。我已经无法承受生命中的痛苦。我没法戒掉海洛因，我对卖淫的经历感到非常羞愧。

咨询师：请坐回你的座位。

来访者：妈妈，我感到非常难为情。请原谅我的自私，我应该早点理解你的挣扎。（哭得更厉害了）

咨询师：坐到你妈妈的座位上，你感觉你妈妈会说什么？

来访者：（思考了20秒）珍妮，这不是你的错。你没有什么可以为我做的。这是我的挣扎。你当时只有12岁。

咨询师：请坐回你的座位。（来访者照做）

来访者：（来访者从回忆中平静下来）这些正是她会告诉我的。这样做非常有效。我感觉如释重负。

咨询师：让我们继续。你现在明白不是自己的错了吗？

让来访者对着一张空椅说话

通常来访者对跟空椅交谈这样的做法很犹豫。有一个技术非常有效，那就是一开始咨询师先坐在这张空椅上。

咨询师：柔迪，让我们尝试做一件事。我想请你假设你的朋友坐在这张椅子上。你想对他说什么呢？

来访者：我不想跟一张空椅说话。

咨询师：好吧，我坐在这里，扮演你的朋友。你想说什么呢？

来访者：（沉思一会）你为什么要这样对我？

咨询师：（从椅子上离开那张椅子）现在请你坐在这里，扮演你的朋友来回答这个问题。

来访者：（坐在那张椅子上，思考了1分钟）我非常抱歉。

咨询师：现在请坐回你的椅子，继续和你的朋友聊。

对话将在来访者来回换椅子中继续。通常来访者已经不再介意她是在跟一张空椅对话。

正如我们在本章开始部分谈到的，与空椅对话可以帮助咨询师引发来访者表达出深藏在心底的情绪情感。学习格式塔疗法对咨询师的成长很有帮助。我们鼓励那些不太熟悉格式塔疗法的读者去寻找更多相关资料（Brownell，2010；Passons，1975；Perls，1969）。

角色扮演

在某些情况下，角色扮演是一种提升咨询效果的技术。有时角色扮演也可以和格式塔疗法相结合（Young，2012）。在角色扮演中，咨询师可以坐在其中一张椅子上，扮演一个相关人物或者演绎一段对话。无论何时都要确保有很好的演绎方式，这一点很重要。关于你扮演人物的特点，可以问问来访者。如说话声音大还是小？快还是慢？啰唆还是简洁？一开始，可以让来访者也参与到角色扮演中（使用格式塔疗法的方式），这样做的好处是，咨询师可以对要扮演的角色有大致了解。有时候，咨询师可以变成来访者来呈现掌控局面的更好的方式，就像下面这个案例那样。

咨询师：让我们从你走进来，说要请3天假开始。我扮演你的老板，开始。杜克，听说你想见我？

来访者：是的，（声音犹豫）我知道我刚到公司5周，但是，嗯，我需要请3天假。

咨询师：（扮演来访者的老板）你要入职4个月以后才有假期。

来访者：好的，我该怎么办，放弃生活吗？你太不公平了！

咨询师：让我们在这里暂停一下。我看出来了，你在达成目标之前，需要些行为训练。你告诉过老板你现在面临的问题吗？你和朋友一起租了度假小木屋，你要付 1/4 的房租，并且已经付了大约 150 美元。

来访者：没有，我只知道他肯定会说不行。

咨询师：不是，你并不知道。你只是猜想他会说不。再加上你没有告诉他任何关于你的境况信息。让我们重新演示一次，这次我来扮演你，你扮演你的老板。准备好了吗？

通常，咨询师可以先做出正确示范，或者给来访者一些反馈之后，再让来访者扮演与之前不同的角色。

多种选择

很多来访者都会提到这样的问题：必须在两个或更多选项中做出选择。用不同的椅子代表不同的选择，咨询师可以帮助来访者更清楚地分析他们面临的选择。

案例 1

咨询师：我将用这两个椅子代表你面临的两个选择。这个椅子代表离婚，另一个椅子代表维持现在的婚姻。你想选哪个？

来访者：我两个都想选。

咨询师：我理解。但是正像你看到的这里有两把椅子。如果只有一把椅子，或者我们可以将两把椅子合二为一，那你这样的选择就没问题。但是根据你之前的说法，你面临两条路，无论你选哪条路，都意味着不能再走另一条路。

来访者：看来这两把椅子很清楚地说明了我所面临的问题。我必须做出一个决定，对吧？

咨询师：是的，你必须这样做。

来访者：我感觉很混乱。这个椅子代表的我想享受生活，享受爱和激情。（指着左边的椅子，又看看右边的椅子）另一个椅子代表的我，为了稳定的生活、孩子们，还有过去的回忆，希望保持现状。这两把椅子能帮助我更清楚地分析面临的选择。

这次会谈剩下的时间，将围绕来访者如何做出决定来展开。两把椅子让来访者更好地看清可能的选择。

案例 2

咨询师：让我给你演示一下，你面临着什么样的情况。这把椅子代表你的妻子，那把椅子代表你的情人。如果让你在两个女人之间选一个，不用考虑孩子的因素，你会选哪一个？

来访者：情人。

咨询师：现在让我加上另一个因素。这把儿童椅代表你的大孩子，另一把儿童椅代表你 8 岁的孩子。现在你想选情人，还是选妻子和孩子？我这样问，是因为你说离婚后你的妻子将带着孩子们搬到一千英里之外的故乡。（在来访者面前的一边是三把椅子，另一边是一把椅子）

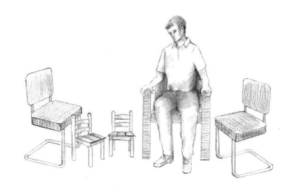

在整个咨询过程中，椅子可以作为一个提醒，帮助来访者做决定。

儿童椅

本书第一章中，我们提到过咨询必备因素之一是儿童椅。因为我们认为在咨询过程中，儿童椅有很多种可以利用的方式，用来帮助来访者更清楚地认识自己所面临的问题。（最好找一把没有扶手的儿童椅，以便成人能坐进去）为配合交互作用分析疗法的使用，我们经常使用儿童椅。让来访者坐在儿童椅上，用儿童的视角说出自己的想法。会谈中经常会出现来访者的成人状态和儿童状态之间的对话。即使你不熟悉交互作用分析疗法，也可以在咨询中使用儿童椅。

被伤害过或对自己有不满意的部分

很多来访者有被伤害过或对自己有不满意的部分，这些导致他们在现实生活中面临问题。用儿童椅代表这些伤害或对自己不满意的部分，让来访者有机会认识到自己已经不再是小孩子。咨询师可以让来访者坐到儿童椅上，也可以只是指着儿童椅。

案例 1

咨询师：蒂娜，我非常清楚当你是个小女孩的时候，听到过很多糟糕的事情，也受到过虐待。让我们用这把儿童椅代表 8 岁左右的你，我们应该怎样做才能帮她修复这些创伤呢？（来访者一看到儿童椅就哭起来）

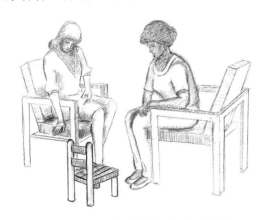

来访者：我不知道该说什么，又似乎有很多需要说的。

咨询师：（用非常温暖的声音说）我想告诉你之前的来访者都怎么做。（看着儿童椅）有人会跟自己的童年说：谢谢你挺过了那些痛苦的日子；有人会说：让我们从那些痛苦的日子里走出来吧；也有人会坐到儿童椅上，像小孩子一样谈论那些痛苦的记忆。而我既是咨询师又是他们从来没有过的父母。我们应该怎样做才能让你知道，你现在很好，已经能够依靠自己过上幸福的生活，因为你已经 25 岁了，不再是 8 岁的小女孩了。

无论你想怎样帮助来访者修复创伤，儿童椅都可以帮助区分过去和现在。另外，我想强调，当谈论创伤、痛苦、不完美的童年时，儿童椅比常规尺寸的椅子更有帮助。

在为乱伦幸存者做咨询的过程中，儿童椅可以更好地帮助来访者认识到，事情的发生不是他们的错。

通过儿童椅，来访者可以意识到小女孩不应该被责备。

案例 2

咨询师之前已经跟来访者谈过事情的发生并不是她的错。在这个实例中，椅子用来代表被父亲骚扰的小女孩。

咨询师：（指着儿童椅）阿比，你如何评价这个小女孩的反应呢？当时她多大？

来访者：6～12 岁，但是我应该早些知道该怎么做。

咨询师：看看她，她只是个小女孩，做着所有小女孩都会做的事情。她努力想让自己的爸爸高兴。她是个小女孩，所以我们放了这把儿童椅在这里，而不是放一把大人的椅子。你现在已经是一个成年女性了，但她（指指儿童椅）只是个惊恐的小女孩。我该怎样做才能让你明白，这不是你的错？你有没有什么话想跟这个小女孩说？

来访者：（一边看着儿童椅，一边用温暖、充满爱意的声音说）这真的不是你的错。你当时还很小。他是那个做错事情的人，你不是。

案例 3

咨询师：安东尼奥，面对这个隐藏在你心中、愤怒的小男孩，我们可以做些什么呢？（指着儿童椅）

来访者：（盯着椅子看）他的确总是给我带来麻烦。

咨询师：你有发火的权利，并且你从经常发火的父亲那里学会了愤怒。我希望帮助你从儿童椅中走出来，让你认识到，现在的自己可以用成年人的理智来处理事情，而不是以一个愤怒的小男孩的角度来看待问题。

来访者：这个儿童椅确实很有作用。爱发火可能是我的习惯，但是我已经意识到自己可以离开那把小椅子。这本身就很有帮助。

咨询师：经过不懈的努力，你会大大减少愤怒。

案例 4

咨询师：金，我想请那个感觉不好的小女孩，坐在那张儿童椅上，并谈一谈你此刻的感受。

来访者：（坐在儿童椅上）这种感觉很真实。坐在这把椅子上，我感觉自己又回到了中学的时候，又变成了那个胖胖的、难看的、没人喜欢的自己。

咨询师：现在的你也是这样吗？请你坐回原来的座位。现在你是一个 19 岁的女孩，感觉怎么样？

　　来访者：我现在很好。男朋友和乐队的朋友们都很喜欢我，很多人约我出去，我现在的身材很好，并不胖。

　　咨询师：我希望这把椅子能帮你看清自己现在的状态。你经常会不自觉地坐到儿童椅上，想起以前的自己，还会因此感到伤感。

　　来访者：（流下了眼泪）中学的那段时光确实很艰难。

　　咨询师：让我们想办法来解决这个问题。听起来你还有很多伤痛。

放手让它走

　　我们曾经尝试用儿童椅帮助来访者意识到，必须把自己心中的小女孩留在咨询师办公室。（请见下面的解释）这个技术可以用在会谈的中间或者结尾处。

　　咨询师：佐伊，你每次离开我的办公室时总是会带走那个"小女孩"，即使我们的会谈对你很有帮助。我想请你站起来，假设我们已经结束了今天的谈话，你正准备离开，但是你要抱着这把儿童椅离开。这是不是你常做的？我们怎样才能让你把"小女孩"的那部分放在这里呢？

　　来访者：我不确定，我感觉当我和你谈话时，并不需要她。

　　咨询师：让我们来试试看，说再见，然后走过椅子，继续走出门外。（来访者走出门外）你现在感觉如何？

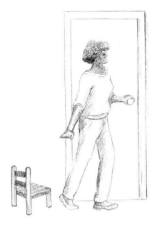

　　来访者：让她留在这里的感觉很好。你能教教我如何做到吗？

　　在下一个实例中，罗伯特是一个 12 岁的男孩，他曾经告诉学校咨询师担心不被别人喜欢。咨询师跟他谈到了他心中的那个小男孩。

咨询师：罗伯特，今天会谈的尾声，我想请你做一个决定，是否要把那个"小男孩"带走。把他留在这里，会让你更舒服吗？

来访者：（看着椅子）我想把他留在这里。

咨询师：很好。把他留在这里，对你来说意味着什么？

来访者：意味着，当有人叫我的名字时，我不应该再反应过度，还意味着我要相信有很多人喜欢我。任何人都不会让我有不好的感觉。我保证会这样做的。

咨询师：很好，我想你已经明白了。

自由纯真的儿童

在交互作用分析疗法中，有一个概念是"自由纯真的健康儿童"。与这个概念有关的问题，都可以用儿童椅来表现。在下面的实例中，来访者曾经跟咨询师谈到自己无聊、毫无波澜的人生。

咨询师：迈克，在你心中有一个快乐小孩儿的部分，所有人都喜欢有趣。（指着儿童椅）我们该怎样做才能让你像自由纯真的孩子那样生活呢？

来访者：我不知道怎样才能活得有趣？（看着儿童椅眼中含泪）

咨询师：来，坐到这把椅子上（来访者坐上椅子），每个孩子都知道该如何玩得高兴。当你坐在这儿的时候，感觉如何？

来访者：我从来没有像孩子那样快乐地生活过。那时生活对我来说很艰难，我不得不照顾我的三个妹妹，而我妈妈每天都醉酒。我现在甚至都不知道高兴是什么。

咨询师：让我们先弄清楚什么事情能让你高兴起来。这个主意怎么样？

来访者：我有点喜欢这个儿童椅了。希望我的生活能有更多乐趣。

咨询师将继续把儿童椅作为一个工具，来唤醒来访者心中自由快乐的一面，以此来帮助他发现生活中的乐趣。有时来访者会要求把儿童椅带回家，他们会把儿童椅放在湖边，放在车里、带着去上班或者放在客厅里，以此来提醒自己尽量去寻找生活中的乐趣。

站在椅子上

有时来访者的问题是把另一个人放到比自己高的位置上。为了让他们意识到这个问题，咨询师可以让他站在一把空椅上。

咨询师：让我们来演示一下你刚才说的内容。我将扮演你的女朋友，（站在来访者面前的椅子上）这样是否能反映出你与她的关系？你一直把她放在比你高的位置上，对吧？

来访者：（抬起头，羞怯地说）你说对了。我确实是这样，有点像我和我妈妈的关系。

咨询师：我们怎么做才能让你把她当成一个平等的人看待呢？让我们先来讨论这个问题吧。同时我们还要讨论你和你妈妈的问题。

目标

当与来访者谈论目标时，一把空椅也能起到很大的作用。

咨询师：莫娜，你已经把目标告诉我了。让我们用这把椅子代表你的目标。在我看来，你的目标在那里。（把椅子放在距离来访者较远的位置）。

来访者：我希望自己能做得更好。

咨询师：我知道你会的。但是说实话，你没有采取更多的行动来实现你的目标。椅子离你还很远，我希望帮助你采取措施去实现目标。（看着椅子）你相信自己能实现目标吗？

来访者：我不知道。

咨询师：我想如果你不行动起来，就永远不会实现目标。你不能既行动又保持原样。让我们今天就采取行动去接近你的目标。

来访者：那我们能做些什么呢？

咨询师：我们可以讨论一下为什么你总是和你的姐姐做比较。你必须改掉这个习惯，因为它总让你半途而废。

来访者：（看着椅子）你说得对。这可能是导致我实现不了目标的原因。我真的很想实现自己的目标。

咨询师：我希望这次会谈能给你带来帮助。

距离

一把空椅也可以象征代表另一个人，以及这个人与来访者之间的距离。把这个象征物放在会谈中，咨询师可以为来访者展示这个距离所带来的各种问题。

咨询师：用这把椅子代表你的父亲，你希望接近他。（咨询师把椅子放在来访者身边）你感觉如何？

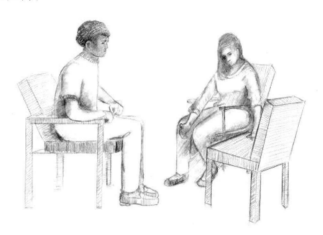

来访者：很好。

咨询师：但这不是实际情况，根据你所说的，你父亲与你的关系是这样的。（咨询师把椅子放在离来访者很远的地方，并换了个方向，背对着来访者。来访者看着椅子哭了起来。）

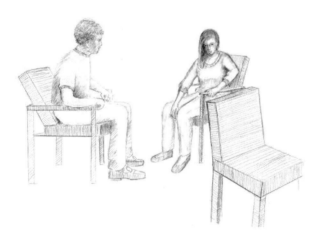

来访者：为什么他不在我身边？我不希望他离我那么远。

咨询师：很不幸，那就是他的位置，他和他的新欢以及继子们一起生活。我想帮助你去应对他所在的位置，而不是你希望他在的位置。

哭泣

在咨询过程中，经常出现来访者哭的情况。通常咨询师都希望帮助哭泣的来访者平复情绪。咨询师希望来访者从痛苦中解脱出来（Dinkmeyer，& Sperry，1999）。完成这个任务的方法之一，就是利用另外一把椅子。在下面的实例中，来访者谈到搬到另一个镇子，然后就哭起来。这是关于被搁浅的搬家计划的第三次会谈。

来访者：（哭着说）我害怕。

咨询师：凯莉，我想请你坐到这把椅子上，假设你是一个不害怕搬家的人，现在请你向一个对搬家非常恐惧并且正在哭泣的姑娘说几句话，你会说什么呢？

来访者：（坐到另一把椅子上，停止哭泣，开始思考）你知道你会好起来的。一开始会有些困难，但慢慢地你会有新朋友，毕竟你之前搬过两次家了。

咨询师：你想坐在那把椅子上吗？

来访者：不，我还想坐在这里。坐在这里感觉很好。

咨询师：这样会不会帮助你更清晰地看到，你有恐惧的部分，也有自信的部分？

过去和现在

两把椅子可以用来说明，过去发生的事情和来访者现在需要怎样做。

咨询师：请你看看这两把椅子。这把椅子代表现在（咨询师把"现在"两个字写在纸上并贴在椅子上，以便让来访者看清楚）

咨询师：事情发生在哪一年？

来访者：2005 年（咨询师又在另一张纸上写了 2005 这个数字，并贴在另一把椅子上）

咨询师：你在哪把椅子代表的时间里生活呢？现在还是 2005 年？

来访者：（考虑了一会儿）我想我生活在 2005 年。

咨询师：我同意。我们的目标是让你回到现在的生活里。让我们看看你是如何困在 2005 年的？

理性和非理性

使用理性情绪疗法的咨询师可以利用两把椅子来代表来访者心中理性和非理性两个部分。

案例1

咨询师：我想用这把椅子代表理性的你，另一把椅子代表非理性的你。让理性与非理性的部分分别发表意见。这样，我们可以看出哪部分更有说服力。你想从哪部分开始？

来访者：理性部分。

咨询师：好的。请坐在这里，作为理性部分，你想对自己说什么？

来访者：我知道他对我不好，还经常喝酒，与其他女孩约会。我希望过更好的生活，期待和喜欢自己的人在一起。即使这样会暂时痛苦，但我必须和他分手。

咨询师：请坐到另一把椅子上试试。

来访者：但是他比我以前遇到的任何人都有趣。他说夏天结束就会戒酒再去找份工作。我已经不再年轻了，可能找不到像他一样好的男人。我爱他。

咨询师：再换一次试试。

来访者：胡说，我才23岁。他看起来也不太可能去工作，他并不像我希望的那样。他有时候很有趣，但其他时候总是愁眉苦脸。

咨询师：感觉怎么样？

来访者：听起来两部分都有道理。我希望自己能用理性部分思考问题。但我又习惯于非理性地思考问题。这可能是因为自从我父亲酗酒与母亲吵架开始，我大部分时间都生活在非理性状态。

案例2

咨询师：请坐在这把椅子上，把刚才说的重复一遍。

来访者：我没进啦啦队，这意味着我的一生都毁了。

咨询师：现在坐在这把代表理性思考的椅子上（指着另一把椅子说）。你能评论一下刚才的话吗？这话是真的吗？

来访者：好吧。不完全是真的。

咨询师：真实的情况是什么呢？我希望你坐到能告诉自己真实情况的地方。（指着另一把椅子说）她编造了很多事情，但你想知道真实情况。没进啦啦队的真实后果是什么？这把椅子代表非理性，另一把椅子代表理性。

来访者：我的生活没有被毁掉。我生活中还有其他很多事情，四健会（4－H Club）、教会小组，既然不能进啦啦队，我可以去踢足球。

案例 3

咨询师：托尼，这里有两把椅子。一把代表在被收养问题上理性思考的你，另一把代表非理性的你。你希望成为哪一个呢？

来访者：我感觉自己得到的比别人少，而且不讨人喜欢。

咨询师：这可以看作非理性的一面。你知道理性思考该怎样评论这件事吗？

来访者：不知道。我只知道坐在这张椅子上怎么想。（指着非理性椅子）

咨询师：让我们这样试一下。我坐在理性的椅子上，你坐在非理性的椅子上。让我们讨论一下被收养这件事。

来访者：（低下头）我不知道我是谁，我永远也做不到。

咨询师：并非如此，你知道你是谁。你确实曾经被收养。但现在的你才是你真正的身份。你就是你，你可以成为任何你想成为的人。

来访者：是的，我只是不想告诉别人自己被收养过。

咨询师：是，被收养过并不是你的错误。（注意到来访者在思考）让我们暂停一下。这样的演示对你有启发吗？

来访者：在我心中，确实存在两个部分。但是说实话，我来这里之前，以为只有一部分。我需要更多努力去相信理性部分。这样的演示对我很有启发。

本章小结

咨询师使用空椅技术，可以使咨询更有冲击力，因为空椅可以让治疗更清晰和准确。在格式塔疗法和角色扮演时使用椅子十分有效。另外，椅子可以让来访者更清楚地分析自己的选择。儿童椅可以让来访者明白自己是如何选择生活在过去，或是被自己不好的部分所控制。椅子还可以代表目标或者来访者生命中的其他人。

第十二章

动作技术在咨询中的使用

本章我们将讨论咨询师如何利用动作这一创意性技术。来访者、咨询师或者两人一起离开座位，做出某些与咨询内容有关的动作。我们讨论的重点是如何有创意地利用这些动作让咨询过程更准确、有趣、可视化和体验式。动作可以使会谈更有效果，对青少年的咨询尤其有益。我们的重点不是舞蹈或者动作治疗（Payne，2006），但是会建立在动作与综合治疗理论的结合上。

评价进展

从多重原因来考量，咨询师都应该时不时关注来访者评价咨询的进展。评估的一种有创造性的方法，就是让来访者站起来，结合他们在咨询中所取得的进展摆出相应的姿势动作。在下面的例子中，咨询师认为来访者的进程慢下来了，他希望用戏剧化的方式呈现给来访者。

咨询师：切特，请你站起来。如果这是你 6 周前开始咨询时的地方，而这条线是我们讨论过的要达到的目标。你认为自己离目标有多远呢？（咨询师在切特面前 6 英尺的地方画了一条很明显的线）

来访者：（考虑了一会儿，向前移动了 2 英尺）我想我现在在这里。

咨询师：确实是这样。3 周前你就已经到了这个位置。请你一只脚向前跨一步。这一步代表我们今天将要取得的进步。（来访者一只脚向前迈了一步）你这只脚代表什么呢？我们怎样做才能让另一只脚也赶上来呢？

咨询师接下来将重点讨论切特停滞不前的原因，以及如何继续向前迈进。在这个实例中，咨询师用一个创造性的动作让切特明白了自己情况。

害怕改变

对很多来访者来说，改变现状是很有挑战的。一些来访者虽然希望改变，但是他们不自觉地抗拒改变。这是因为他们仍然留恋过去熟悉的环境（Miller & Rollnick，2013）。

案例 1

咨询师正在试图帮助来访者实现他们共同设定的目标。

咨询师：宋，让我向你展示一下你现在所做的事情。假设那边的椅子是你要到达的目标。请使劲抓住你现在坐的椅子。（来访者站起来，伸出胳膊）当我想帮你向目标迈进时，看看你是怎么做的，你在紧紧地抓住过去，而不是迈步前进。

来访者：我非常希望改变，但对改变充满恐惧。

咨询师：确实是这样。请试着松开手，然后轻轻抓住我的手，现在我会帮你慢慢靠近那把代表目标的椅子。咨询中，我尝试帮助你放下过去、慢慢达到你要实现改变的目标。（来访者慢慢地靠近另一把椅子，手里依然抓住自己坐的椅子）

来访者：我应该信任你，也应该信任自己。我想继续坐在这把椅子上，但是这并不舒服。

来访者现在对咨询过程的意义以及自己应该怎样做，有了更好的理解。在这次会谈中，椅子和动作的恰当使用值得参考。

案例 2

这个实例描述了来访者抗拒改变的另一种方式。

咨询师：史蒂芬，我想演示一下你现在的状态。我们现在正努力让你从现在的地方搬到你希望去的地方。（咨询师又拿来一把椅子。）请从你现在坐的地方走到新搬过来的椅子那里。当你坐下后，再马上回到原来的椅子上。这样重复两次。

来访者：我不明白为什么要这样做。

咨询师：你应该明白，请考虑一下。

来访者：（经过很长时间的停顿）你是说我每次做出改变时，总是维持不了很久。

咨询师：是的。让我们再多讨论一下这个话题。

案例 3

在这个实例中，咨询师意识到来访者既不想改变，又不希望配合咨询师的工作。因此他想采用一些有创意的动作技术来给来访者演示一下目前的状况。

咨询师：卡尔，请你站起来，（咨询师站到来访者面前 8 英尺的地方，并伸出一只手）请站在你现在的位置然后伸出手来与我握手。

来访者：（来访者照做，但是他离咨询师太远，握不到咨询师的手）我握不到你的手。

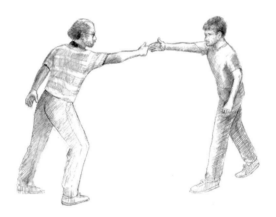

咨询师：这就对了。我也无法接近你。我们怎样才能相互接近以便我来帮助你呢？这取决于你。你能做哪些努力呢？我已经伸出手等候多时了。

案例 4

另外一种创意性动作可以帮助咨询师靠近来访者。来访者也能与咨询师顺利握手。在这个实例中，咨询师已经和一位名叫贾米勒的少年咨询过一段时间了。咨询师希望尝试另外一种激励贾米勒的方式。

咨询师：贾米勒，我想演示一下你在会谈中的状态。我们都站起来，（咨询师站在来访者 4 英尺的地方）并伸出手。我伸出手希望帮助你，你是怎么做的呢？

来访者：不知道。

咨询师：想一想。我每周都伸出手希望帮助你，而你是怎么做的呢？

来访者：我没有接受你的帮助。你是想说这个吧，对吧？

咨询师：实际上，你的做法更糟。你不但没有接受我的帮助，还推开了我向你伸出的手。现在我伸出手，你来推开它。(来访者照做)再来一次。

来访者：你这样说不太准确。

咨询师：我说的是事实。我特别希望能帮助你，但是需要你的配合。你怎么想？

通过这样形象的演示，咨询师可以取得重要的突破。至少，来访者会仔细考虑自己的做法。

感到无助

有些来访者希望咨询师替自己做所有的事情，他们既在感情上无助，在行动上也没有努力。

案例 1

咨询师：(一边思考来访者正处于犹豫不决的状态，一边说)安德烈亚，我不认为你明白自己现在的状态。你说想走到另一把椅子那里，但是完全依靠我的帮助。这个周你没有做任何我们原先商量好要做的事情。我看到的是这样的画面：你坐在椅子上，希望我过来把你送到另一把椅子那里。(咨询师走到来访者面前假装想把她抱起来)你比你想象中更有力量，如果我替你做了所有的事情，咨询就不会有任何效果。

来访者：这样的情况真是很糟糕吗？

咨询师：是的。做出改变对你来说到底面临多少困难呢？

下面两个实例将展示咨询师如何利用创意性技术让来访者明白，他们没有尽全力去实现改变。在使用这些创意性技术时，要注意把握恰当的时机。

案例 2

咨询师：我必须向你展示一下你现在的状态。现在我站在你身后，而你要站起来并搬着这把代表你目标的椅子往前走。(来访者按照咨询师的指示站起来准备往前走，咨询师站在他身后双手用力按住他的肩膀，来访者立即坐回到椅子上)你看到自己的状态了吗？

来访者：没有。我到底做了什么？

咨询师：你遇到阻力时，马上就放弃了。这就是为什么你一直没有取得自己想要的进步。让我们再试一次，这次不要半途而废，向犹豫不决宣战吧。（来访者想站起来，但是遇到了阻力，但这次他还是努力地站了起来，并走向代表目标的那把椅子）

来访者：（因为太用力而气喘吁吁）我越来越喜欢这样的咨询方式了。这种方式让我明白，想要实现目标必须经过努力。

案例 3

这个实例与前一个类似，只是咨询师用了不同的演示方式。在这个实例中，咨询师把来访者对面的一把椅子当作目标。咨询过程的重点是，来访者到底有多想实现自己的目标。但是现在他的进步还很小。卡里姆是一个说得多、做得少的人。

咨询师：卡里姆，你说自己希望实现目标，对吗？

来访者：是的。

咨询师：你能为了实现目标而努力奋斗吗？

来访者：我就是为了实现目标而来的。

咨询师：那太好了。（咨询师走到卡里姆与代表目标的椅子之间）现在请你走到代表目标的椅子那里。

来访者：但是你挡在我前面。

咨询师：如果你特别希望实现目标，可以想办法绕过去。

来访者：（站起来，咨询师轻轻地把他推开）我做不到。

咨询师：你明白自己的状态了吗？

很多时候，来访者决定把咨询师推开，这时会产生两者之间的较量。咨询师必须为此做好准备。此外，让来访者意识到与自己身体中的阻碍力量战斗，而不是与咨询师较量，这一点很重要。

与马斯洛需求层次理论配合使用

亚伯拉罕·马斯洛(Maslow，1968)创造了需求层次理论。他认为人有几个不同层次的需求，这些需求有一定的顺序，最基本的需求是生理需求。如果生理需求没有被满足，就会在人的需求中占主导地位。生理需求被满足后，会激发其他需求。马斯洛需求层次理论是所有咨询师都必须十分熟悉的。这个理论的内容如下。

①生理需求；

②安全和保障；

③爱和归属；

④自尊；

⑤自我实现。

我们经常利用这个理论向来访者说明他的人生中发生了什么。首先将这5个需求层次分别写在卡片上，然后在地上画5条2英尺的线，把卡片依次摆在线上。在跟来访者简要地介绍5张卡片的含义后，请来访者站起来。

咨询师：过去3年里你处于以下哪种状态呢？

来访者：我感觉处于安全和保障的状态。

咨询师：现在又是什么状态呢？

来访者：我现在回到学校，并发现自己可以胜任学校的工作，正向"自尊"这个层次前进。我想我的一只脚已经达到了这个状态。但是我的需求依然推动我向前。（来访者走到"爱与归属"和"自尊"之间，她停下来思考着什么）

咨询师：你在想什么呢？

来访者：这样做很有帮助。我明白了自己所处的状态，也很清楚自己希望去哪里。请你帮助我到达理想状态。

感情制约

上一个实例中，来访者说她感觉自己的需求受到了制约，利用马斯洛需求层次理论，可以让她体验这种制约的力量。

案例 1

咨询师：克拉丽丝，你正在向着自己的目标前进。但我想给你演示一下前进道路上的障碍。你的父母和丈夫不理解你，也不喜欢你的改变。现在，我来扮演你的父母和丈夫。请你继续向"自尊"层次前进。（来访者继续往写着"自尊"的几个字的卡片前进。咨询师拉住了她的一只胳膊，想把她拉回来）

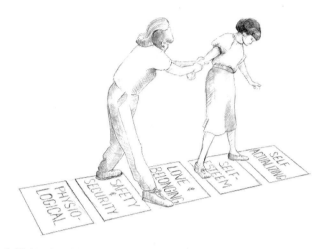

来访者：你说得对，就是这种感受。我该怎么办呢？

这样的演示让来访者体验到自己遭遇的阻力。这种演示不一定要与马斯洛需求理论配合使用。案例 2 和案例 3 两个实例，用另外的方式展示了来访者遇到的阻力。

案例 2

咨询师：鲍勃，请你站起来走向你设定的目标。而我将会在你身后拉住你。（鲍勃开始往前走，咨询师拉住了他）

来访者：这就是我现在的状态。

咨询师：我们需要确认你所受到的阻力，并让你摆脱阻力，变得更加强壮。

案例 3

咨询师：让我们来演示一下你现在的状态。这把椅子代表你。（咨询师在自己与来访者之间放了一把椅子。来访者是一个 9 岁的男孩）我来扮演你的妈妈。你扮演你的爸爸。咱们两个人都想把椅子拉到自己身边。好的，开始拉。（两个人都使劲地拉椅子）

来访者：（使劲拉了一段时间后）我感受到这种被拉扯的感觉了。我为椅子感到抱歉。

咨询师：如果这里有另外一个人的话，我会请你坐在这把椅子上。不过我相信你已经理解了我的想法。

来访者：我不想被卷进他们的离婚冲突中，也不想被拉扯。

咨询师：我们必须设法摆脱这种状态。让我们讨论一下，应该怎样跟你的父母倾诉你被夹在他们之间的感受，以及你有多么讨厌这种感受。

道路选择

有些来访者会提出重新选择生活道路的问题。如果一个处于青春期的孩子即将误入歧途，咨询师通常会利用各种方法让他看清方向再行动。

咨询师：安迪，我想请你站在房间的中间位置，你现在正面临着选择生活道路的问题。假设这边是继续求学之路，而另一条路是退学。（咨询师把两张纸放在地上，代表两条不同的道路。来访者走向代表退学的那张纸）如果你走上这条路，你的前途会怎样呢？（代表退学的这张纸尽头是一个垃圾桶）

来访者：我不知道。我只知道学校对我来说是一个累赘。

咨询师：但是这条路将通向哪里呢？这是一个需要先弄清楚的问题，对吗？再看看另一条路——继续上学，会通向哪里呢？

有时候，咨询师需要通过更形象的展示，让来访者明白其他道路的消极方面，以促使其走向积极的道路。这时你可以故意推他一下，以代表消极道路中的阻力。

演示道路时用到的动作，有时可以被用来让来访者看到支持力量的作用。（如AA戒酒匿名协会）

咨询师：你是说通过自己的努力就可以戒酒？虽然你之前尝试过很多次。

来访者：这次不同，我已经下定决心了。

咨询师：我想给你做个演示。我们都站起来。假设你正走向独自戒酒的路上。这条路有 8 英尺。我将扮演酒精站在路边。（当来访者两三次经过咨询师后，咨询师突然抓住了他，并把他拉到原来的道路上，来访者被惊呆了）我认为，不参加AA戒酒匿名协会，就会出现这样的状况。如果你现在选择加入一个康复小组，小组里有咨询师、康复计划，以及定期聚会，你会感觉更舒服。来试试沿着这条有AA戒酒匿名协会帮助的道路吧。（这条道路离咨询师很远，来访者不必担心再次被推开）

来访者：这条路确实更安全。

咨询师：寻求支持和帮助非常必要。让我们讨论一下，加入康复小组的积极意义。

这类动作技术可以被用于帮助那些正在戒酒、经历离婚或者有其他困难的来访者。

在一条线上定位自己

让来访者在一条线上给自己定位，是有挑战的，但可以通过来访者的位移促进会谈的效果。

案例 1

咨询师：莱斯莉，请你站在房子中间。如果右边的墙代表"想和男人约会"，左边的墙代表"想和女人约会"，你会向哪边靠近呢？

来访者：回答这个问题对我来说很困难。我可能会选择站在中间。

咨询师：那好吧。听起来你都不拒绝，所以不必给自己贴上任何标签，尽管打开心扉接受有缘人吧，并不存在错或对的答案。我只是想让你明白自己的内心想法。

案例 2

咨询师：杰伊，请你站起来，如果你左边的墙代表结婚，右边的墙代表解除订婚约定，你倾向于哪一边呢？

来访者：（考虑了1分钟，然后向左边的墙靠近了一些）处于这个位置感觉并不好，但这是我的真实想法。

咨询师：我理解。让我们讨论一下，你的这个选择。

案例 3

咨询师：比利，假设这面墙代表不断在斗争的、学校里难搞的角色，总是处于麻烦之中，不做功课；另一面墙代表做功课、远离麻烦，未来继续上大学。你希望走向哪面墙？

来访者：我当然不想成为自命清高的假正经。

咨询师：让我们来看看到达那面墙的所有方法。问题是在两面墙中间的线上，你倾向于哪个位置？

来访者：让我想想看，我不想总是处于麻烦中，这让我妈妈很伤心。她已经很努力地帮助我了。

案例 4

来访者：看曲棍球比赛的时候，我确实喝了一杯啤酒。我是想看看自己还会不会喝酒，事实证明我喝了。没问题，重新回到酒吧的感觉好极了。

咨询师：AA 俱乐部的聚会情况怎么样？

来访者：我最近没参加聚会。实际上，最近两周我只去了一次，但是我不认为自己需要经常参加这样的聚会。

咨询师：最近与 AA 俱乐部中协助你戒酒的志愿者谈过话吗？

来访者：没有。我感觉他不理解我。

咨询师：请站在这个位置。（来访者照做，站在了房子中间）假设这面墙代表继续参加康复小组，另一面墙代表重拾酒杯。一个月之前，你将自己置于什么位置？

来访者：一个月之前，我应该更接近代表康复小组这面墙。那时我每周参加 4 次康复小组的活动，而且每天与帮助我戒酒的志愿者谈话。

咨询师：是这样的。现在的你又处于什么位置呢？

来访者：说实话，我现在处于两面墙中间的位置。

咨询师：你说得很接近了。但是你应该是面向重拾酒杯这面墙。因为你现在的状态更倾向于重拾酒杯而不是康复。

来访者：（停下来思考）我之前没有用这样的方式考虑过问题。我当然不想再回到过去。我现在没有努力参加康复小组的活动，对吧？

咨询师：是的，你没有。为了保持不醉酒的状态，你应该参加康复小组。

障碍物

很多时候，来访者没有向着既定目标前进，是因为障碍物太多。把目标和实现目标道路上的各个障碍物，用可视化的形象展示出来，对来访者有很大帮助。

咨询师可以利用办公室中的各种物品，如椅子、垃圾桶、桌子、台灯等。

咨询师：雅尼娜，我想请你走到房间最远的角落。你刚才说，你想从自己现在的位置走到那里。（咨询师指着房间的另一个地方，离两人的位置 10～15 英尺）

我会把一些东西放在你要经过的路上（咨询师把一些物品放在来访者和目标之间）我们把这些东西叫作障碍物。然后我们要讨论如何清除这些障碍物。

这种戏剧化的演示，让来访者可以清楚自己在前进道路上需要做什么。咨询师可以在会谈剩下的时间里与来访者一起站着，观察这些障碍物，并一起讨论它们。

陷入死循环

有些来访者似乎走进了一个死循环，或者说他们自己感觉走进了死循环。为了让他们清楚地看到这种情况，咨询师可以让他们站起来，走进一个代表这个循环的圆圈。

咨询师：雷克斯，让我向你展示一下我们正在做什么。请站在我身后并跟着我绕着这个圆圈走。（咨询师和来访者一起绕着一个圆圈走）

来访者：（大笑起来）你是说我进入了一个死循环，对吗？

咨询师：是的。

来访者：我确实需要明确前进的方向，否则哪里也去不了。

站在角落里

站在房间的一个角落里，是一个创造性技术，可以让来访者明白自己还有其他选择。

咨询师：你并不清楚自己还有其他选择。

来访者：不，我没有其他选择。

咨询师：不是这样的。你还有其他选择，所以你每周都抱怨自己过得很糟糕。现在我给你做一个演示。请你走到那个角落，然后面对角落站着。（来访者照做）现在，请往前走。

来访者：我面前是墙，没法往前走了。

咨询师：（咨询师走近来访者，用鼓励的语气说）我希望你明白，如果转一下身，你有很多地方可以去。如果你坚持站在这个角落里，你的一生都将停滞在这里。请回头看一下，然后再继续面对角落。你有什么感受？

来访者：如果我转身可以看见其他的选择。

咨询师：前面是你的一生时光。你现在刚刚 20 岁。让我们努力从角落中走出来吧。

椅子之间的活动

在第十一章里，我们讨论过利用两把椅子让来访者做出决定的格式塔疗法技术。这个方法的变体是让来访者在两把椅子之间移动，但不用说话。当每个选择的赞成和反对意见都已经被充分讨论过，来访者只需要一遍又一遍地按照讨论结果进行选择时，可以使用这个技术。

咨询师：（来访者面前放着两把椅子，这两把椅子代表已经讨论过很多次的两个不同选择）请你坐在这里。（来访者走到咨询师手指的椅子边，坐下来。她刚坐下，咨询师又说）现在坐到另一把椅子上。（来访者又站起来坐到另一把椅子上，几秒钟后）现在再坐到第一把椅子上……现在再坐另一把椅子。请你自己轮流做这两把椅子。（来访者重复了两到三次）

来访者：我可以谈谈其中的一个选择吗？

咨询师：我认为，如果你只是讨论这两个选择，而没有新的想法，这对你没有任何帮助。为什么不考虑一下我让你这样做的原因呢？

来访者：也许是让我明白，自己是如何在两个选择中来回摇摆、无路可走。

咨询师：你认为自己头脑在积极思考如何解决问题，但实际上你只是盲目地在两个决定之间徘徊。让我们再做一个演示，让你更能理解我的观点，请同时坐在这两个椅子上。

来访者：什么？（停顿了一下）我做不到。我想是时候考虑放弃两个选择都不放手的想法了。而且，我也明白了，没有哪个选择是容易的，甚至完全正确的。

角色反转

使用咨询师和来访者角色反转或者和来访者交换位置的方法，有以下几个原因：促使来访者看清自己的机会；推动来访者就自己关心的问题做出反馈；可以让来访者明白咨询师的工作有多难。

案例 1

咨询师：路易，我想到一个主意。让我们交换座位。现在我是你，一个来访者，你是我，为帮助来访者的咨询师。（两个人交换了座位。咨询师模仿来访者刚才的状态，低着头，双臂交叉放在胸前。）

来访者：我现在是咨询师，对吗？（咨询师点头）路易，今天过得怎么样？

咨询师：（低着头，用低沉的声音说）还行。

来访者：你想谈些什么吗？

咨询师：什么都不想谈。

来访者：（沉默了一会儿）我看起来有那么糟糕吗？这太可怜了。

案例 2

在这个实例中，咨询师努力想让塔米卡说出当她爸爸没去看她的校园剧表演时的感受。

咨询师：很明显这件事一直在困扰你。

来访者：我不想谈这个问题，可以吗？

咨询师：我们为什么不换一个讨论方式呢？让我们换一下座位，你是咨询师，我是来访者。你向我提问。（两人交换座位）

来访者：为什么这件事会对你有如此大的打击？

咨询师：我不知道。

来访者：你是不是认为，既然自己不是他的亲生女儿，就不奢望他关心你？

通常，通过使用角色反转的技术，很多重要的材料可以浮出水面。

价值观

和青少年以及成人一起工作，当来访者决定做在父母的价值系统之外的事情时，冲突就会出现。

咨询师：所以你并不认为与另一族的人约会是错误的，但你的父母不这样认为。让我向你演示一下正在发生的事情：请把双手平举并分开大约 12 英寸，这代表你的价值观范围；现在我要用我的手代表你父母价值观范围。（咨询师双手分开大约 6 英寸，并把自己的双手放在来访者双手间）你的父母希望你迎合他们的价值观，所以他们尽力挤压你的价值观范围。（咨询师用自己的手挤压来访者的手，来访者努力反抗）

来访者：就是这样的情况。为什么他们不去扩展他们的价值观范围？

咨询师：那我们尝试一下。我把手放在你的手背上，你来试试把我的手向两边撑开。（来访者努力要把咨询师的手撑开，但是咨询师努力反抗）你看到这场冲突的原因了吗？

来访者：是的，我明白了。演示得很清楚。

咨询师的表演

在以上的实例中，咨询师和来访者都参与了演示。在接下来的三种情景中，只需要咨询师表演，依此来与来访者有效沟通或者指出咨询的要点。

案例 1

来访者难为情地坐着，眼睛盯着地面，不与咨询师有眼神接触。通过之前的两次见面，咨询师感觉来访者与自己之间关系融洽。如果来访者能与自己有效沟通，而不是一直陷在自己的想象中，她将更有收获。所以他决定做一些事情来改变现状的状况。

咨询师：帕蒂，请你抬头看着我。

来访者：我做不到，我想你能感觉到我的不安。

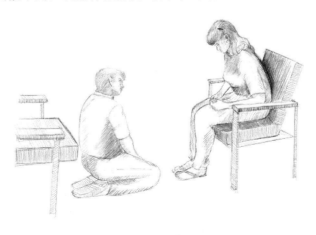

咨询师：（用非常温暖、友好的声音说）好吧，那我换一种姿势和你交流。（咨询师慢慢地来到来访者面前）。我下来一些，这样我可以看着你。请允许我了解你的内在。我会帮助你，因为我知道你不是自己认为的那种坏人。这样感觉如何？

来访者：有些尴尬。

咨询师：请放松，我们只是这样坐一会儿。我希望与你眼神交流。

来访者：我也希望如此。谢谢。

案例 2

咨询师注意到来访者总是纠结于她说的每一个字，总是寻找咨询师的每一个准许的眼神，因此一直紧紧地盯着咨询师。咨询师曾经与来访者讨论过这个问题，但是情况并没有发生变化。为了打破这种交流方式，咨询师决定采用不同的措施。

咨询师：丸田，你还在不断地暗示我什么。（用温柔的声音说）我将把椅子放到你身后，这样你就看不见我了，我们就这样会谈，也许下次还是这样。我希望你体会一下，不必时刻在意我反应的对话方式。

案例 3

下面，我们还会讨论咨询师站在椅子上这一富有创意的技术，因为它非常有效。

咨询师：我不认为你已经意识到，你对自己做了什么。（站在来访者面前的一把椅子上）你把你姐姐放在了很高的位置，就像我站在这把椅子上。看得出来你有些害怕她。

来访者：（抬头看看）对，就是这种感觉，而且感觉很糟糕。我该怎样才能把她从这个位置上赶下来呢？

咨询师：这不是怎样把她赶下来的问题，而是要探讨如何消除把她放上去的力量。让我们谈谈你和你的无力感。你还记得第一次有这种无力感，是什么时候吗？

案例 4

很多来访者感觉，自己总是努力想在假象的人生成绩单上得到好分数。

咨询师：让我给你演示一下，你对自己做了什么。你感觉自己从老板、丈夫、父母以及很多其他人那里得到了一张张成绩单。我来扮演你丈夫。（咨询师站在椅子上，手里拿着一些卡片，卡片上写着"柔迪的成绩单"）从你的诉说着，我感觉你总是想从你丈夫那里得到各项家庭工作的成绩，比如照顾孩子、洗碗、剪草等几乎所有家务。他则像我这样站着，拿着这些成绩单。

来访者：确实是这样的。这个演示非常逼真，而且很真实。我的一生都是这样的状态。我在学校读书时总是拿不到好成绩，在其他地方也是这样。我总是处于焦虑的状态。我该怎么办呢？

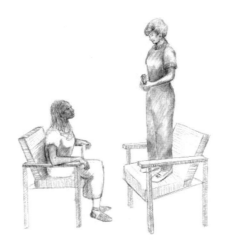

咨询师：我们必须努力让你意识到你不需要这些成绩单。

来访者：我同意，我应该做出改变。

本章小结

动作技术无疑应该被收纳到咨询师咨询技术工具库中，因为动作技术可以让重要的概念更加清晰易懂。动作可以被用在与目标、障碍物和做决定有关的咨询中。让来访者在马斯洛需求层次中定位自己，对他们很有帮助。动作技术可以帮助来访者看到他们在哪里出了问题，以及要到达目标需要走多远的路。当来访者力图前进时，咨询师可以在来访者前进时制造一些阻碍，这样做是为了让来访者意识到前进道路上的障碍，也可以让他们意识到自己如何在这些障碍面前退缩。

第十三章

书写与绘画在咨询过程中的应用

本章讨论的重点是书写与绘画在咨询过程中的作用。我们将描述这些技术在某次会谈中，或者两次会谈之间的应用。我们所指的写作含义简单，即任何咨询师或来访者写在小本子、大的活页记事本或白板上的内容。我们界定的绘画的含义也同样简单，即任何被咨询师或来访者画出的内容。

值得注意的是，有些治疗手段特别依赖书写（Pennebaker，1997），也有些治疗手段尝试"绘画治疗"（Buchalter，2004；Gladding，2010）。这些治疗手段已经在其他著作中被介绍过，所以我们不再在本书中重复这些概念，而是为读者提供一些独特、简便、有创意且卓有成效的方法，呈现咨询中如何利用书写和绘画技术。

第一章，我们提到过大笔记本或白板是咨询过程中的必要道具。在任何会谈中都很少出现不在白板上写点什么、列几条内容或者画上几笔的情况。我们写写画画的目的是为了集中来访者的注意力，或者是让某些概念更清晰具体，又或者是给来访者提供一些形象的图画。如果你没有白板，一个大的笔记本也能起到同样的作用。

在本章中，我们提供了很多书写与绘画的使用实例。在这些实例中，我们不会全面展示写作或绘画技术的使用，会在技术被展示清楚后结束情境描述。再次强调一下，我们强调的是技术使用的时机，另外咨询师和来访者之间关系融洽的程度，也会影响技术的使用效果。

评分表

当与来访者讨论生活中的各种不同影响因素时，评分表是一个很有用的工具。把来访者对某一因素的评分写下来，这比只是说一说或讨论一下更加直观。

案例 1

在之前的咨询中，来访者告诉咨询师她的婚姻很糟糕，但她对婚姻变好还心存希望，咨询师决定做一张表格来评价她这五年的婚姻状态。

咨询师：让我们做一张表格，来评价一下你过去 5 年的婚姻状态，这样做有助于你更清楚地了解过去的婚姻生活。这张评价表有 10 个等级，10 代表很好，1 代表很糟糕，如果从 1 到 10 中选一个数字来评价每年的婚姻状态，你将分别选什么数字呢？

来访者：结婚第 1 年……应该是 8。那年贾妮出生了。（咨询师在相应的位置上作了标记）

咨询师：第 2 年呢？

来访者：5。（咨询师在相应位置作了标记）

咨询师：第 3 年呢？

来访者：还是 5。

咨询师：第 4 年呢？

来访者：那年他有了情人。我想应该是 3。

咨询师：去年呢？

来访者：情况更糟了，是 2。他仍然和那个情人交往，还开始吸毒。

咨询师：现在呢？

来访者：还是 2。

10					
9					
8	×				
7					
6					
5		×	×		
4					
3				×	
2					×
1					
	结婚 第1年	结婚第2年	结婚第3年	结婚第4年	结婚第5年 现在

咨询师：请告诉我，你从这张表格中看到了什么？

来访者：是的，看起来这张表反映的情况很糟糕。我的婚姻应该更好一些。

咨询师：当然，我们都希望它更好一些。但是看看这张表格，这些数据和你内心的希望有多大的差距？

来访者：(痛哭起来)这简直是地狱。白纸黑字地写出来，让我更清楚过去5年的生活了。我承受痛苦的时间太长了！

案例2

咨询师：请你评价一下上个月你的生活状态。从1到10，一共10个数字，数字10代表很好，数字1代表很糟糕。你会选哪个数字？

来访者：总体来说是6。(咨询师画出一条垂直的刻度线，刻度线上标注了从1和10两个数字。10在最上方，1在最底下。来访者说完，咨询师在刻度线的合适位置标注了一个数字6)

咨询师：下个月，我们如何能让你的评价值从6变成8或9呢？从6到8的转变对你意味着什么呢？(咨询师在刻度线相应位置标注了一个数字8)

来访者：(看着白板说)我非常希望生活状态变好，比6更好。

咨询师：我想你去具体化下，6和8之间的差距是什么，这样我们今天就可以工作在这些方面。

案例3

在之前的咨询中，咨询师跟这个青少年来访者谈论过父母的行为对他造成了怎样的伤害。咨询师想用评价表来深化她的观点。

咨询师：特德，我把你父母和你写在这里。我们来评价一下你们三个人的心理健康水平和快乐程度。你会怎么评价你的妈妈，这个女人6年前第4次结婚？

来访者：她一点都不快乐。她有过外遇，还讨厌她的工作。我给她打4分。

咨询师：再让我们评价一下你的父亲，你一年只能见到他五六次，其中有三四次是醉酒状态？

来访者：他应该也是4分。当他喝醉的时候是1分。

咨询师：那你自己是几分呢？

来访者：大多数时候我是7分，除了遇到妈妈或者爸爸时。

咨询师：看看你的评价表。

　　　　妈妈——4

　　　　爸爸——1～4

　　　　特德——7

咨询师：如果你的父母是 7 分、8 分或者 9 分。我会说，听他们的话，因为他们是你的父母。但是如果你听一个幸福度没有你高的人的话，你听到的会是抱怨和失败的经历。

来访者：你说的很对。（看着评价表说）

咨询师：请你理解，我不是希望你不爱自己的父母，而是想告诉你不开心的父母经常对他们的孩子说些不友好的话。如果 7 分的人总得听 4 分的人说话，那他就总是会感到失望。

案例 4

来访者总是忍不住对她已经 19 岁却待在家里每天无所事事的儿子发火，她希望能摆脱这种状态。她已经向咨询师详细描述过每天下班后朝着儿子大喊大叫的细节。

咨询师：多里斯，也许这能让你从另一个角度看待这个问题。如果让你给你儿子打分，从 1 分到 10 分，作为一个 19 岁的年轻人，他的行为能得多少分？作为他这个年龄的年轻人能得 10 分，应该是在大学里或职业院校学习、在军队当兵，或者有份稳定的工作，他们都是肯合作和受到赞赏的年轻人；而得 1 分的年轻人则是那些身染毒瘾、贩卖毒品、从父母那里偷钱或者有其他类似行为。你儿子既不会只得 1，也不可能得 10 分。你认为他会得多少分呢？

来访者：我不想评价他。我希望他得 9 分或者 10 分。

咨询师：我明白，但是他得不到 9 分或 10 分。你对他的评价并不意味着他这一生都是这个分数，只是你对他目前行为的评估。

来访者：好吧，他应该能得 3 分或 4 分。他做不好任何事，但是也不会把事情搞砸。他只是待在家里看电视。

咨询师：让我们给他 4 分。（咨询师把"乔是 4 分"这句话写在白板上）当你晚上回家时，有没有意识到你的儿子是一个得到 4 分的年轻人？或者你满怀你儿子应该是 8 分的期待回到家，却发现他的行为只能得 4 分，于是你就愤怒了，是这样吗？

来访者：我肯定没有回家说他只能得 4 分。他应该去做他答应要做的事情，比如去参加工作面试。

咨询师：现在请等一下，让我们再看看刚才对他的评价。你给他打了 4 分。我必须告诉你，得 4 分的年轻人经常让人失望，不去做答应去做或者应该去做的事。你同意吗？

来访者：（盯着白板）好吧，我同意。用这种方式看，一个得 4 分的年轻人确实不会经常去参加面试。你是说我不应该对他满怀希望，对吗？

咨询师：我是想说，你的期望与现实不符。我希望你能够看清楚自己所做的事情：你选择与得 4 分的儿子同住，每天回家时却抱怨他为什么连 7 分都得不到。如果你能接受他是一个得 4 分的年轻人，你还会生气吗？

来访者：不，我觉得那样我就不会生气了。这种方法确实对我有帮助。

案例 5

咨询师：我想列出你寻找伴侣时的条件。然后根据这些条件来评价菲利佩。你的条件都有哪些呢？

来访者：我希望我的伴侣从事的都是正当职业；会成为一个优秀的父亲；能体贴我；性感；外貌英俊；值得信任。

```
职业
做父亲的潜力
体贴
性感
外貌英俊
值得信任
```

咨询师：看看这份清单。我们可以再增加几个条件，但是现在就针对这几个条件来评价菲利佩。从 1 分到 10 分，你会怎样给他打分呢？

来访者：在性感和外貌这两项，他都能得 10 分。（咨询师在这两项旁边写上相应数字）在这两方面，他比其他我认识的男人都强很多。其他方面，他的表现都不好。工作经历糟糕，他讨厌现在的工作，一直想辞职。在做父母的潜力方面，我不确定，因为他说他不确定是否想要孩子。

咨询师：如果从这两方面给他打分的话，会是几分呢？

来访者：工作不会超过 4 分。做父母的潜力是 4 或者 5 分，还需要加个问号。

咨询师：体贴和值得信任分别得几分呢？

来访者：这两方面他的表现也不够好。他撒过几次谎，有时他晚到两个多小时，还不打电话给我。这两项他只能得 4 分。

咨询师：我希望你你能看看这张评分表，然后告诉我你看到了什么。

```
职业 4
做父亲的潜力 5
体贴 4
性感 10
外貌英俊 10
值得信任 4
```

来访者：他的表现让我失望。在那几个重要方面他的得分都不高。我不能仅仅因为他的外貌和性感就嫁给他。这两方面很重要，但不是生活的全部。毫无疑问，我对这段感情感觉到并不轻松。这些数字不能被忽视。家庭背景、宗教信仰和饮酒习惯也是我很重视的几个方面，但是我没把它们列进来，因为他在这些方面得分也都不高。

目标清单

当来访者开始谈论与目标相矛盾的事情时，咨询师可以用这个列表来引导来访者，把注意力拉回目标本身。

案例 1

在这个实例中，咨询师列出了来访者在会谈中规划的所有目标，但是来访者开始谈起实现目标的行动时，似乎与他的目标相背离。

咨询师：现在请暂停一下，看一下你所列出的目标。（指着笔记本上的目标清单说）你还记得最想实现的目标是什么吗？

来访者：快乐。

咨询师：请解释一下，如果你一直待在家里，能保持快乐的心态吗？我知道你感觉对父母有所亏欠，所以如果一直和他们住在一起，怎么样才能实现你的第一个目标，以及享受工作的第二个目标呢？

来访者：是的，在家里我不会快乐。

咨询师：看看你的目标清单，你是否想调整一下这些目标的顺序？

来访者：(看着自己的目标清单)不，我相信自己的清单。把他们清楚地写下来，对我很有帮助。我感觉必须采用合适的手段，来实现这些目标。

案例 2

咨询师：让我们看一下，接下来的两年你的目标是什么？

来访者：找一份工作。这是所有问题的关键。

咨询师：也许吧。还有什么更重要的事情？

来访者：我想开始攻读硕士学位，还想开始健身，因为超重 30 磅的样子，连我自己都不喜欢。

咨询师：还有其他事情吗？

来访者：让我再想想。我希望在宗教信仰中获得更多的内心平静。另外，也想交更多有趣的朋友。

咨询师：请看看这份目标清单。

> 找个工作
> 开始攻读硕士学位
> 健身减肥
> 宗教信仰中的平静
> 结交更多有趣的朋友

来访者：我不明白为什么看到他们被写下来，比只是大声说出来感觉更真实。

咨询师：我也不太清楚。但是我很高兴这样做可以让你认真思考你的目标。今后每周你来的时候，我都会拿出这个目标清单。让我们根据这个清单讨论实现目标的具体计划。

来访者：这个办法很好。我确实需要这个清单做行动指导。

互动状态列表

交互作用分析疗法用"肯定"来表述人与人之间积极或消极的互动行为。肯定经济被用来描述人与人之间的互动。让来访者把自己与周围的人的互动状态做出评价并写下来，非常有帮助。

在这个案例中，来访者曾经与咨询师讨论过他感到非常孤独，情绪也非常低落。

咨询师：让我们把你生活中有重要意义的人列出来。

来访者：你是说我喜欢的人吗？

咨询师：是的。但是也包括那些经常与你有来往的人，还有那些你生活中经常接触的人。

来访者：我丈夫、姐姐、妈妈。我想还有我的老板和同事。哦，还有我公公。

咨询师：我把你提到的人都列在这里。接下来，我希望你能给他们与你的互动状态打分。这里有 6 个分值：＋＋＋、＋＋、＋、－、－－和－－－，它们的含义分别是：非常积极、比较积极、积极、消极、比较消极、非常消极。这样做可以帮助你了解你的肯定经济状态。（咨询师把名单以及来访者给每个人的打分都写下来）

```
丈夫－－、＋
姐姐＋＋＋
妈妈－－－
老板－－
同事－－－
公公－－－
```

来访者：很显然我的感觉并不好。因为我一个周只跟姐姐谈一次话。

咨询师：这确实非常重要。当你周围都是与你互动消极的人时，你很难有积极的感觉。

来访者：我该怎么办呢？

咨询师：这就是我们咨询需要解决的问题。你能做什么改变，以及你愿意促进你的肯定经济吗？还有谁可以被加到这个列表中？谁需要从列表中删除？

理性情绪行为疗法与书写结合

我们在第三章介绍过理情绪行为疗法的一些内容。这种疗法的基本前提是我们告诉自己不合理的、自我矛盾的语句(Ellis, 1962)。这种疗法帮助来访者鉴别哪些是他们告诉自己的话,然后力图让他们否定那些消极的自我对话。如果能把这些话写下来,效果会更好,来访者可以更清楚地看到那些自己对话。

如果你对理性情绪行为疗法不太熟悉,或者不经常使用这一疗法,你可以把来访者说的某些话写下来,这样来访者可以更清楚地看到自己说过的话。

案例 1

咨询师:我把你刚才说的话写下来了。(走向白板记录)

> 我父亲酗酒,所以我是个坏人。

咨询师:看看这句话,你能看出这句话哪里有问题吗?

来访者:我父亲不应该喝酒,对吗?这就是这句话的问题。

咨询师:不,你看看这句话,然后告诉我这句话在逻辑上有什么问题。

来访者:(看着这句话)嗯……我父亲酗酒的问题跟我是个什么人没有关系。

咨询师:是的。但你认为这两者之间有关系。让我们看看在你父亲酗酒的问题上,你应该跟自己说什么。

案例 2

来访者:我真是太傻了。我将永远一事无成。

咨询师:让我们把你的各科成绩列出来。英语和历史的成绩都是 A,数学成绩是 A—,科学成绩是 B,这样的成绩你却说自己傻。我不明白。这不是一个傻学生能得到的成绩。这个国家也没有哪个老师会认为取得如此成绩的你是傻瓜。

来访者:你把我的成绩列出来,我明白自己不是傻瓜,否则我的任何一科的成绩都不会是 A。

> 英语 A
> 历史 A
> 数学 A—
> 科学 B＝stupid???

ANTs 和 REBT

谈论孩子或者成人头脑中"自动形成的消极想法"（Automatic Negative Thoughts，ANTs），是描述理性情绪疗法中的非理性想法的好办法。（Amen，1998）

咨询师：（听完一个 14 岁孩子说出的很多消极观点后）我想我明白参加考试的问题了。你头脑中有很多自动形成的消极想法。（来到白板前）

> 自动形成的消极想法

来访者：我头脑中有自动形成的消极想法，是什么意思？

咨询师：你感觉很糟糕，是因为你头脑中有些消极想法，有很多消极的自我对话。去掉这些消极想法，你才能在考试中取得好成绩。让我们把你对自己说的这些消极的话，比如"我会在考试中失败""这是什么意思"，以及"我是多么愚蠢"，写下来。

> 自动形成的消极想法
> 我将失败。
> 我很愚蠢。
> 我考试很糟糕。
> 我永远都上不了大学。

来访者：（看着白板，笑了）我喜欢这种方法。我会把关于自动形成的消极想法的理论告诉其他人。

咨询师还将继续利用理性情绪疗法帮助来访者去除这些消极想法。

方程式

我们发现用数学的方式把事情展示出来，是另一个让来访者明白自己非理性自我对话的方式。有时，当一个人认为自己做一件事情的时间足够多时，我们可以用一个算式计算一下这个时间到底有多长，这样可以让来访者明白，实际上他在这件事上花费的时间并不多。

来访者：自从发生那次交通事故以来，我一直感觉自己是个没用的妈妈。不能经常陪伴孩子，我感觉自己是个失败者。

咨询师：你没有一直陪伴孩子吗？

来访者：也不是一直没陪伴。我知道我这种焦虑的状态一定会吓坏孩子们的。

咨询师：请告诉我，那次交通事故发生以来的 4 个月内，你有多少天没有陪伴孩子？

来访者：不是一整天，只是每天的几个小时，嗯，应该是每天 1 小时不能陪伴他们，这让我感到不安。早晨当我想到要开车时，会更加紧张。

咨询师：每天如此吗？

来访者：也不是每天，每周 3 天，其他时候我不会紧张。每周一、三、五，当我想到要去接女儿时，就更不安。

咨询师：（用计算器计算）让我算一算，在过去的 120 天中，假设你每天应该有 8 小时和孩子们在一起，120 天一共是 960 小时。而每周你有 3 小时不能陪他们，过去的 16 周中，一共有 48 小时没有陪伴孩子。（把这些数字写在白板上）也就是：

$48 \div 960 = 0.5 = 5\%$（不能陪伴孩子的时间占应该陪伴孩子时间的 5%）

咨询师：你看到这个算式，是怎么想的呢？

来访者：哇，看来实际情况并不像我认为的那么严重。

咨询师：实际上，这个算式显示出 95% 的时间里你都在陪伴孩子。我很高兴这个算式对你有帮助。我还想问一个问题：你的孩子们在家里或者学校里，有不安的表现吗？

来访者：没有。

咨询师：我想这个算式足以说明问题了。

放在面前还是搁在一边

很多时候，咨询师会与来访者针对某个事件一起工作，来访者满脑子想的都是这件事。这件事可能是离婚、被强奸，或者其他来访者以前曾经遇到过的事情。我曾经与一个 17 岁的青少年讨论过类似事件。会谈的过程大致是这样的。

咨询师：（已经花了几分钟与来访者讨论他的情况）那么，你一直认为当你妈妈被谋杀的时候，即使你当时只有 7 岁，你爸爸命令你回到自己的房间，你仍然觉得应该阻止这件事，是吗？他们之前经常打架，而且你怎么也没想到你爸爸会杀死你妈妈。

来访者：是的，但是我还是认为当时我应该能救她。

咨询师：（用非常和善但坚定的语气说）让我向你展示一下你正在做什么吧。请站在这里（他们都站起来），我会把"杀死妈妈的凶手"这句话写在大本子上。我想让你拿着这个大本子，举在自己眼前 3 英寸的位置。你看到了什么？

来访者：杀死妈妈的凶手，这句话。

咨询师：（举起 3 个手指）继续往这个地方看，我举起了几个手指？

来访者：我不知道，我看到的只是本上的这句话。

咨询师：好的。你知道这句话属于哪里吗？

来访者：（轻轻地把本子移向右侧）放在这里吗？

咨询师：这样好多了，但是这句话实际上应该放在你身后。把它放在身后吧。

来访者：（把本子放在身后，哭了起来）这感觉很奇怪，我觉得愧对妈妈。

咨询师：（用温柔、鼓励的声音说）我知道这种感觉很奇怪。我想让你知道把这句话放在身后，才是它真正应该去的地方，我甚至认为这也是你妈妈的遗愿。它不应该总是摆在你眼前，这样你看不到自己的未来。你妈妈肯定不希望发生在她身上的事让你无法正常地生活。让我们看看你的自我对话中是怎样谈论这件事情的，这样我们就可以知道如何清除这些消极的自我对话。

来访者：这样做真的特别有效果。我想你能帮助我。其他咨询师只是对我说抱歉。从来没有人对我提起过我的自我对话。你真的认为把这句话放在我身后没问题吗？

咨询师：绝对没问题。

WDEP

本书第三章中提到了一个例子，第 40 页的案例 2，在这个例子中，咨询师写出了 WDEP（Wobbulding，2000）。W 代表想要（want），D 代表去做（doing），E 代表评价（evaluate），P 代表计划（plan）。使用这一方法时，咨询师要帮助来访者弄清自己想要什么，列出他现在所做的事情，找出其中没有意义的事情，然后帮助来访者制订一个发展计划来得到他想要的东西。这几个步骤比只是谈论更有力量。

第三章的第 50 页有一个 WDEP 的实例。

三个 R

在愤怒管理方面有问题的来访者，学校咨询师或者其他任何咨询师都可以利用"三个 R"这个可视化的优秀方法。

咨询师：如果我理解得没错的话，当时的情况是这样的：约翰插了队，你对他说了什么，他用很俏皮的话反击你，你就打了他。

来访者：是的。为什么是我有问题？应该是他的问题。

咨询师：我将使用一个叫作"三个 R"的方法，告诉你为何是你处于麻烦中。（一边说一边在白板上写字）关于这件事情，你的行为是按照这种顺序发生的：反击、后退、反思。但是当你反思的时候，你已经因为不当的行为处于麻烦之中了。（来访者看着白板上的字）

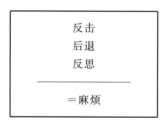

咨询师：有没有更好的顺序呢？

来访者：（思考了大约 30 秒）嗯，后退、反思，然后反击，对吗？

咨询师：这样很好，但是我将进行一个小改动（在白板上写下：后退、反思和反应）我把反击改成反应（respond）。什么是反应？

来访者：（考虑了一会儿）反应强调意见、态度，而不是行动。

咨询师：说得太对了，反应是深思熟虑后的回应。这将帮助你远离麻烦。

反击	后退
后退	反思
反思	反应
—————	—————
＝麻烦	＝没有麻烦

来访者：但是我该如何后退呢？离开吗？那我就失去了自己的立场，或者如

果我在教室里，我是不能跑出教室的。

咨询师：很好的问题。如果情况允许离开当然是最明智的选择。这总比陷入麻烦好得多，因为你知道学校关于打人这种行为的处罚政策。另外，后退意味着默数 10 个数或者做 2 次深呼吸。最重要的是，不要做没有深思熟虑的反击。

咨询师希望来访者下次遇到同样的情况时，能三思而后行，因此他还将继续就这个问题和来访者进行讨论。3 个 R 的方法是一种非常简单但效果明显的书写方式，它能清楚地向人们解释如何陷入麻烦，又如何能避免陷入麻烦。这个方法应该被所有的学校咨询师放入咨询工具锦囊。

三种育儿方式

讨论三种明显不同的育儿方式，是一个优秀而高效的可视化咨询方法，它可以被用来与来访者讨论育儿方式。(Dinkmeyer，McKay，& Dinkmeyer，2007)

咨询师：让我向你展示三种被大多数人采用的育儿方式：妥协、命令和允许选择(一边说一边写下来)。你的育儿方式是哪种呢？当她不想写作业的时候，你是直接同意，还是大声命令她去写，或者是让她自己选择？

育儿方式
妥协
命令
允许选择

来访者：我想更多地了解什么是允许选择。我不知道还有这样的方式，所以我从没用过这种方式。大多数时候，我会命令她去写作业。有时候我会直接妥协，还有些时候她会说服我，然后我就妥协了。怎么做才算允许选择呢？

咨询师：允许选择就是你可以给孩子几个选项，比如你想晚饭前写作业，还是晚饭后写呢？你想在你的卧室写作业还是在客厅写呢？诸如此类的问题。你看起来正在认真考虑。

来访者：(看着白板)我从来没有使用这样的方式。我总是像我妈妈对待我一样直接命令孩子们。你能帮我学会使用允许选择的方式吗？我和孩子之间有很多矛盾，包括吃饭、玩电子游戏、刷牙……诸如此类。

咨询师：我可以帮助你一起面对这些问题。

咨询师将继续与来访者讨论三种育儿方式，并分析为什么从长远来看允许选择的方式更有效率。咨询师还将向来访者推荐《父母手册》（Dinkmeyer，McKay，& Dinkmeyer，2007）。这本书详细介绍了基于阿德勒原则的优秀育儿模式。

书信

很多来访者每周一次或每两周一次与咨询师见面。为了鼓励来访者自己应对这期间所面对的变化，我们可以使用书信这种写作技术。每次咨询我们可以让来访者带来一个写好自己地址、贴好邮票的信封，以及一份他写给自己的鼓励话语的信。周一或周二，我们把这封信寄给来访者，那么本周的中间几天，也就是在两次见面之间，他就能收到信了。有时我们可以在信上加一个简洁的提示，会谈的尾声，来访者把信交给我们之前，他也可以自己加上这样的提示。如果是为了省钱，我们可以让来访者给我们发一封电子邮件和一个提示，告诉他希望收到信，我们会在这星期的中间几天把电子邮件发给他。

类似的做法还有，在这一周内，治疗师通过邮件、电子邮件或者短信等形式发送几句简洁的鼓励式语句。当然对所有的来访者都这样做，肯定很浪费时间，但是仅仅对某几个来访者这样做，将是非常有益，尤其是在咨询的开始阶段。

家庭作业

咨询师会因为各种原因，给来访者留家庭作业（Kazantis & L'Abate，2011；Young，2012）。她有可能是想让来访者保持思考的状态，或者加强来访者对自己行为的关注，所以咨询师会让来访者把自己生气的时间列一个清单，或者写一个"好儿子是什么样的？"的短文。为了节省时间，她会让来访者准备一些材料，比如自传，或者一份关于某个决定的益处和弊端的清单。下面列出的题目都可以作为给来访者的家庭作业。

就以下的问题写一两段文字。

什么能使一个人变得有价值？　　好爸爸或好妈妈的标准？

好儿子或好女儿的标准？　　你欠父母什么？

男人应该是什么样的？	女人应该是什么样的？
我的生活目标是什么？	什么事情能让我愉快？为什么？
童年生活对我有什么样的影响？	我担心的事情。
我感到害怕的次数。	我感觉良好的次数。
你告诉自己应该做什么的次数。	我奋斗的次数。
我喜欢做的事情。	那些我不喜欢又不得不做的事情。
写一封信给：（不需要寄出）	
你自己	你自己的一部分
父亲或母亲	一个朋友
以前的爱人	一个去世的人

保持写日记的习惯

咨询师通常会鼓励来访者保持写日记的习惯，记录自己的思想、情绪、主意和梦想，也会花一些时间来读来访者写的内容或者在会谈中与来访者讨论这些家庭作业。咨询师甚至会保留来访者的作业，在作业中写上一些鼓励的评论后，等下周再见时再把作业还给来访者。你也可以请来访者把作业通过电子邮件发给你，这样你就可以在会面前读一读。（提示：你应该告诉来访者，使用电子邮件无法保证邮件内容的机密性。）

交互作用分析疗法中的绘画

本书第三章，我们介绍了交互作用分析疗法（TA）。冲疗法经常使用 TA，因为这种方法是可视而具体的（Widdowson，2010）。

简单地说，批判型父母（Critical Parent，简称 CP），就是一个人身上总是认为"应该"做什么，或者批判的部分；而滋养型父母（Nurtuning Parent，简称 NP）则是一个人身上温暖、滋养的部分；成人状态（Adult，简称 A）是理性、思考、计算计划的那部分；儿童状态（Child，简称 C），要不就是开心有趣的部分，要不就是感觉糟糕的部分。

本书中，我们提供了几个相关实例，即使你不了解相关理论，也能从中得到帮助。

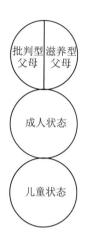

主导部分

一些来访者身上占主导作用的部分。下图清楚地说明了这种情况。

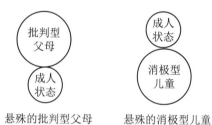

悬殊的批判型父母　　　悬殊的消极型儿童

当来访者的自我状态中存在差别悬殊且相互作用的两部分时，用画图的方式向他们展示两部分的差距，非常有作用。

交流模式

TA 可以帮助来访者了解自己与他人的交流方式。利用 TA 画出交流模式的可视化示意图。

案例 1

咨询师：让我向你展示一下，当你和你妈妈谈话时的情景。从你的介绍中，可以看出她是一个非常严苛的挑剔型母亲。你有一个很大的受伤的、气愤的孩子状态。这张图可以显示出你的状态。

来访者：显然我们无法对话。我该怎样接近她，和她的成人状态互动？

咨询师：我想你需要考虑的首要问题是，你是怎么去到你的成人状态的？让我们先聚焦在你身上。

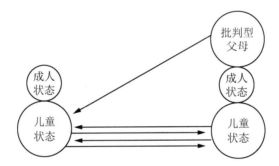

案例 2

听起来当你跟你妻子谈话时，你感觉她是在命令你做事情，这来自她的挑剔父母的状态；你因此感到愤怒，你在你的受伤小孩状态里。这让你说出一些伤害感情的话，你妻子反击你时，也同样处于受伤的小孩状态。让我来画一个图，你就可以明白这是怎么发生的。（画出一幅图）

来访者：（看着图画）这幅图画得太准确了。怪不得我们都不知道是谁引发了争吵。

咨询师：你看到图里缺少什么吗？

来访者：互动中没有成人状态。

咨询师：是的。人们争吵大部分是因为他们没有处于成人状态。

我们可以提出很多实例，这里只是展示一下，绘画在帮助来访者更好地理解自己以及与他人的互动方面效果明显。

自我状态图

通过交互作用分析的视角分析一个人的人格特质时，自我状态图是一种很有效的可视化工具（Dusay，1980）。在互联网上，可以看到很多不同版本的自我状态图。大多数时候，我们在画自我状态图时，会画出 5 个或 7 个自我状态（我们把滋养的父母状态和批判的父母状态分别分为两部分——对自己/对他人)。

咨询师:梅格,我发现你不喜欢自己。我将向你展示为什么会这样。你知道我们上个周讨论了父母的自我状态、成人自我状态和小孩的自我状态。你看过网络上的视频了吗?

来访者:我看过了,这些视频让我了解了很多知识。我还在互联网上看了很多 TA 的资料。

咨询师:太好了。让我们来画一个柱状图来代表你的自我状态。我们将画出 7 个自我状态。第一个是批判的父母,批判的父母又分为两部分:对他人,还是自己。这两部分的情况是什么样的? 对他人批判的那个部分大吗?

来访者:是的,那部分很大,对自己批判、指责的部分更大。

咨询师:让我们再看一下滋养、照顾的父母那部分,同样分为对他人、对自己两个部分。

来访者:我对别人都很和善,但是不知道该如何善待自己。所以对他人照顾的部分很高,但对自己照顾的部分很低。

咨询师:我同意你的说法,画完这幅柱状图,我们就可以讨论怎样滋养自己了。我想说你的成人部分在这里,但是被别的部分超越了。(画一个中等高度的成人部分)再看看你有趣、自由、感觉不错的小孩部分,这个部分有多大?

来访者:我并没有很多开心的事情,所以它很低。我想做一些事情,比如参加足球比赛,但是我有些害怕。

咨询师:我们必定会讨论到如何提高你的快乐的小孩部分。那么感觉糟糕的小孩部分,情况如何呢?

来访者:这是最大的部分,它超过其他任何部分。我从来没有感觉良好。我小的时候很胖、很害羞,所以被霸凌和取笑。

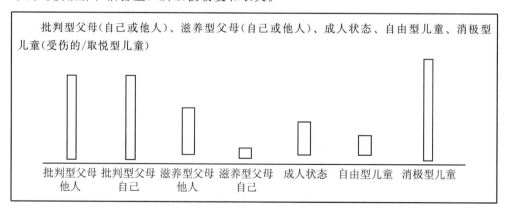

咨询师：当你看到你的自我状态图时，我想你会知道要在哪些方面工作。

来访者：(看着柱状图)我需要减少批判的父母的状态，同时，我需要着力去降低感觉糟糕的孩子的状态。

咨询师：梅格，如果你我一起努力，我会帮助你改变这些。你不必一生都保持这样的自我状态结构。你可以让照顾的父母的部分和快乐小孩的部分长起来。

来访者：这样让我感觉好多了。

除了帮助来访者理解自己，自我状态图还是一个促进伴侣之间互相了解的一个很棒的工具，因为图示可以让他们看到伴侣是怎么描画自己和伴侣的。

戏剧三角形

在 TA 中，戏剧三角形有时候被用来解释人们玩的游戏。下一个实例中，咨询师用戏剧三角形帮助来访者了解她与丈夫之间的争吵。

咨询师：让我画一个能帮助你看清目前状况的图。这叫戏剧三角形，它的三个顶点分别是：迫害者、拯救者和受害者。

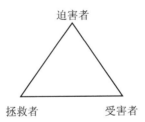

咨询师：当你丈夫打电话告诉你，他快回家了。但是他却晚到家一个小时。这时，你感觉自己是个受害者，而你丈夫是迫害者；(咨询师站在白板前，指着几个角色)当他回家后，你变成了迫害者，而他变成受害者；然后他再次变为迫害者，质问你如何一事无成。此时你感觉很糟糕，并且哭起来；(指向受害者)这时或者之后，他又变成了拯救者。

来访者：天哪，你说得太对了。我们在很多事情上都是这样的。有时候我扮演的是拯救者。我们该怎么改变这样的状态呢？(来访者走近白板上的图，用手指着图上角色，说明她是如何进行角色转变的。)

会谈的剩余部分，将围绕如何帮助来访者摆脱扮演各种角色状态进行。把戏剧三角形画在白板上，可以提醒来访者应该做什么。

剧本

TA 帮助来访者理解他们的生活剧本(Steiner,1974)。我们经常使用可视化的剧本概念来帮助来访者。

咨询师:情况就像是这样的。大约 10 岁的时候,你为自己写了一个剧本。剧本上写着:我是一个失败者,我将一事无成;我是失败者,我把所有的事情都搞砸了。(咨询师把这些话写在一张纸上,然后把纸对折起来,又在纸上写上"利娅的生命剧本")如果你在父母、老师和其他人的帮助下完成原来的剧本,你会继续做当下在做的事情。为了让你更为幸福,你需要对你的剧本做些什么。

来访者:什么?

咨询师:你怎么认为?

来访者:(盯着咨询师手中的剧本)呃,我必须做些什么。我不能再这样继续生活下去了。

咨询师:那你的剧本怎么办?

来访者:我想我应该撕掉它,重新写一个。

咨询师:你确定吗?(拿着来访者的剧本)

来访者:(犹豫了一下,然后撕掉了剧本)天哪,我有种解脱的感觉。这太奇怪了。我明白你所说的剧本是什么意思了。

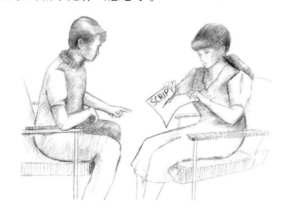

董事会

画出一个人的"董事会",是一个非常有力量且很有意义的方法。它可以帮助来访者看清谁影响了自己的生活轨迹。

咨询师:所有对你做决定有影响的人,我们都已经讨论过了。现在我们要做

的是，决定谁将成为你的董事会成员。（咨询师画了一个被几个半圆包围的长方形，代表桌子和椅子）

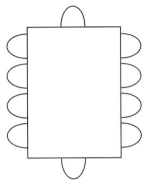

来访者：我的董事会是什么意思呢？我不明白。

咨询师：每个人内心中都有一个董事会，当要做决定时，我们会听从这个董事会的意见。有些人的董事会比较好，有些人的董事会不太好。有些人的某些董事会成员在董事会的时间太长了，不再了解这个人的想法，或者这些成员对这个人的生活有自己的意见。有些人把自己的嗜好作为董事会首脑，还有些人把自己的事业作为董事长。有些人的董事会里有家庭成员、朋友、孩子，甚至那些已经不和自己生活中一起的人。换句话说，你的董事会包括对你的生活有很多影响的人。你的董事会里都有哪些人呢？

来访者：（考虑了1分钟左右）我丈夫可以吗？

咨询师：当然可以，他甚至可以做董事长。

来访者：我在自己的董事会里吗？

咨询师：这是个很好的问题。一个人可以在自己的董事会里，她可以作为自己董事会的首脑。然而，就你的情况而言，我不认为你坐在桌子周围，或者坐在离桌子稍远的地方，你只是在听董事会成员的话。（当来访者说话的时候，咨询师在上图的椅子上写了几个名字。）

来访者：我妈妈在我的董事会里。她总是搅乱每次会议。（来访者发出一阵大笑，然后又严肃起来）

还有很多不同的使用方法。咨询师可以讨论董事会的影响力，谁是董事长，解雇几个董事会成员，或者增加几个成员。

身陷网中

身陷网中的意思是人与人之间没有清晰的界限，所以一个人的行为会明显地影响到另一个人。这种情况经常出现在爱人、父母和孩子、兄弟姐妹或者朋友之间。绘画的方式对处于这种状况的人很有帮助，尤其是对那些受到他人严重影响的人，比如有一个酗酒如命的姐姐。

　　来访者：我不得不救我的姐姐。如果她不幸福，我也不会幸福。

　　咨询师：我将画两幅画，请你告诉我哪一个更能体现你和你姐姐的关系。（咨询师画了两幅画）哪一个是你？这两幅画有什么不同？

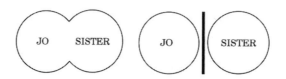

　　来访者：这两幅图把我们的关系表现得很清楚。我是左边这幅图，因为我和我姐姐连在一起、没有分离。右边这幅图不仅显示了我与姐姐是分开的，还有一条界线去隔离她的突发状况和需求。我怎样才能跟她分开呢？

　　咨询师：让我们谈一谈边界，以及如何达到你所需要的分离。这并不意味着你不能帮助姐姐，而是说当她选择继续原来的糟糕的行为模式，你可以不那么受她影响。这并不意味着，你们如果分开，你就不会幸福。

　　告诉来访者他们身陷网中，可以帮助他们看到自己其他的选择，而且也可以让他们知道自己需要与他人保持边界。

其他的绘画方式

　　我们曾画过两条路，一条通往好的生活，另一条通往未知、监狱或者酗酒。我们也画过一个人希望达到某地，但是道路上有很多障碍物。我们还画过一条通往幸福生活的道路往往不是一路平坦，而是充满痛苦和丧失。

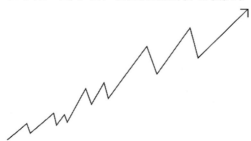

本章小结

　　书写和绘画的作用再强调也不为过。当观念、想法可以通过文字和绘画的方式表达时，咨询效果就会加强。书写和绘画可以让观念更加清晰，并将这些浮现在来访者眼前直到文字和绘画被擦掉。我们在工作坊中经常说，要与来访者的眼睛和耳朵对话。当一件事通过书写或绘画的方式被展现出来时，大脑中更多的神经元被激活。根据我们的经验，来访者往往会留意白板的某个地方，仿佛上次会谈中曾经写过的字、画过的画，还在那里。书写的方式有很多，比如做出评价、列表格，以及写出非理性信念。家庭作业也是一个很好的治疗工具，可以让来访者与其所在的工作的内容保持联结。

　　当用理性情绪疗法工作时，书写的效果就很好，可以呈现那些非理性信念，也可以用来做理性的自我对话。交互作用分析疗法经常画出不同的自我状态、人与人之间的互动、自我状态图和戏剧三角形。现实主义疗法中，书写可以清楚地告诉人们应该做什么才能获得他们想要的。写出三个 R 和三种育儿的方式，可以帮助人们应对局面的另一种方式。我想邀请你在咨询过程中，如果想到任何有创意的方法可以把它写下来。

第十四章

类比和想象在咨询中的使用

本章将讨论大量类比和想象的咨询方法，这些方法可以增强咨询效果。类比（在文学上也叫比喻）是很有帮助的方法，因为来访者更容易记住类比的内容，而且它也可以充当整个会谈的一个关注点（Haley，1986；Meier & Davis，2011；Young，2012）。在会谈中，想象是一个独特的、可以了解来访者如何看待自己的方式。

类比

类比可以让来访者更好地了解自己的问题（Kopp，1995）。这部分内容中，我们将讨论各种不同的类比方法。当读这些实例时，你也许能想到很多其他有用的类比方法。很多时候，我们会用本书中讲到的类比法，更多时候会努力创造一个更适合某个来访者的独特的类比。在使用类比法时，要特别注意选择与来访者有关系的方法。换句话说，对于喜欢体育的来访者，可以用体育来类比；对已经很瘦的来访者，关于节食的隐喻就不太适合。

学一种新语言

如果一个来访者正在努力适应某种变化，并且在之前的咨询过程中已经讨论过这种变化，这时关于学习一种新语言的类比则能点中要害。

咨询师：我知道你面临一个新情况。之前你从来没有用这样的思路考虑问题，而且你需要花一段时间去适应和练习。对你来说，没有办法可以自动就开始用这样的方式思考；但是只要你在上面花些工夫，就一定可以做到。这就像学习一门新语言，如果突然让你停止使用英语思维，改用德语思维考虑问题，你能马上做到吗？

来访者：不能，我一点儿德语都不会。

咨询师：但是如果你每天都学习德语，并不停地练习，一年以后，你是否会说很多德语呢？

来访者：我想是这样的。

咨询师：咨询的过程也是一样的。最终你会感觉到，使用这种思维方式很熟悉、也很容易。之前你思考人生的方式只有一种，现在你发现可以用另外的思路来理解自己和生活。但是你需要花一些时间来练习使用这种新语言、新思路。

上课

很多来访者每次都按时与咨询师见面，但会谈结束后，他们就把咨询内容放到脑后。他们可能因此产生挫败感，认为咨询似乎对他们没什么帮助。下面这个类比方法应该会有用。

咨询师：你参加过什么课程吗？比如学打网球、学习弹钢琴或者其他事情。

来访者：我曾经学习过弹钢琴，但是我一直弹得不太好。

咨询师：你有没有在两次钢琴课之间进行练习呢？

来访者：第一年我是这样做的，当时我弹得最好。

咨询师：这就是我想说的。咨询就像上课，你必须在两次会谈之间进行练习。你现在是这样做的：每次按时来这里与我见面，听我们的讨论，然后离开。但是离开之后，你还是用咨询之前的方式继续你的生活。每次我会给你一些任务，比如阅读、尝试不同的生活，但是每周你回来时，总是说你没时间去完成这些任务，或者你忘了。想要让咨询有效果，你必须拿出你第一年学钢琴的劲头。想象一下，现在你正在上一门"咨询"的课，两节课之间你需要进行练习。

来访者：这样的对比很能说明问题。之前我一直以为我来这里，你会帮我修复问题，没有意识到我还需要练习咨询中你提到的方法和技术。

咨询师：两次会谈之间你的所做所思，比我们在咨询过程中所做的更为重要。

节食

节食的比喻，可以用来指出为什么改变需要遵守规则，也可以解释为什么咨询需要耐心。

案例 1

咨询师：一切都可以归结为规则，就像节食。一个人可以有一千条理由解释为什么超重；但是为了减肥，他必须停止吃某些东西，还要注意他所吃食物的重量。你就像一个这样的人，他说："我想减肥，但是我还想继续吃披萨和冰激凌。"如果你想停止感觉糟糕的状态，就需要去接近那些积极的人和进行积极的活动。你不能还像现在一样。节食者必须改变自己的饮食习惯，你必须改变自己的生活习惯。

来访者：这个例子很棒。我经常说要减肥，但是我真正减肥了一次，并且真的减重了。我猜你说的正是我的问题。我只是谈论过这些问题，但从来没有真正改变自己的行为。我的确需要改变我的思维方式。

咨询师：太好了！让我们一起讨论你新的"咨询节食"吧。

案例 2

咨询师曾经与来访者谈过她对咨询缺乏耐心。

咨询师：你曾经减过肥吗？

来访者：是的，减了 30 磅。

咨询师：你是在 2～3 周内减了这么多吗？

来访者：不是。我花了 5 个月。

咨询师：我感觉你没有意识到咨询需要花费一些时间，不会一到这里就被治愈。你需要花费一些时间，就像减肥一样。你还需要不断地努力，就像你当时减肥一样。在那 5 个月里，你需要一直注意你的饮食，也许还要加强锻炼。开始时一定很难，但后来你会觉得越来越容易，越来越熟悉。

来访者：你说得很对。我以前不知道减肥和咨询有很多相似之处。你现在说的让我理解了这一点。

滑雪

这个类比对那些认为咨询应该简单和快速的来访者很有帮助。

来访者：我感觉咨询意义不大。它似乎是个很长的过程，而且很多时候当我来到这里时，感到很艰难。

咨询师：这就像学习滑雪。你滑过雪吗？

来访者：是的，学习滑雪真是一件很困难的事情。

咨询师：确实是这样。我打赌你开始一定觉得很尴尬。（来访者点头）你不得不适应从滑雪板上摔下来，再站上去，再摔下来，再站上去，这样反反复复的过程。我猜你一定是从入门级滑道开始滑起，慢慢过渡到初级道。

来访者：这是我做过的最难的事情之一。那时我以为我永远都学不会了。但是我学会了，而且现在滑得很好。

咨询师：这就是我想说的，一开始就进入高级道，你肯定不适应。必须一步一步来，没有初学者从高级滑道开始学习。让我们来讨论一下，学习滑雪和学习一种新的思维和行动方式的相似性。

驾驶手动挡汽车

与上面的滑雪类比很相似，也可以让来访者降低适应变化时会遇到的尴尬。

咨询师：你学习过驾驶手动挡汽车吗？

来访者：是的，当我刚开始学车的时候。

咨询师：难学吗？

来访者：我认为很难，要求你同时考虑很多东西。

咨询师：学会并习惯了以后，感觉怎么样呢？

来访者：那就容易多了。习惯成自然，我现在都不用思考就可以熟练操作。

咨询师：这个过程与咨询相似。你正在学习一种新的做事方式，这要求你必须兼顾自己的所思、所做，这可能会让你感觉尴尬，因为有很多东西要学习、要注意。但是如果你能习惯这种方式，就会适应它，把它变成你的第二天性，就像你会驾驶手动挡汽车一样。

来访者：好吧，希望如此。这确实跟在驾校学习的时候差不多，在某些方面是一样的；不同的是，我现在不是学习驾驶一辆车，而是学习使用一种更安全、更好的行为方式。

咨询师：你说得很好。

改造房屋

来访者往往会感到咨询好像会重建他们的生活。下面这个类比可以让来访者有更深的理解。

咨询师：托尼，咨询就像是在改造你的房子。我们一起查看地基和各个房间。之前，我们查看了地基，这是为了帮助你更深入地回顾你的童年，回忆那时发生的一些事。现在我们要查看每个房间，计划一下要推倒哪几堵墙、改变哪些结构、让哪个房间变大或者增加几个房间。重建的工作会花费一些时间，也会导致暂时的破坏，但是请相信重建之后房子会变得更好、更舒适。

来访者：这是个很好的类比。几年前我改造过房子，不过我不知道这与咨询有相似之处。之前我有些不耐烦，希望加快进程，但是事情并不总像我希望的那样。

咨询师：这确实是问题所在。如果你愿意花些时间去做那些必须要做的事情，那么我们首先要想办法安抚你的焦虑情绪。这一步非常重要，可以帮助你在这段时间里应对自如。

打理花园

把咨询和打理花园做比较，也是一个很有用的类比。

咨询师：你打理过花园吗？

来访者：我每年都会打理一次，有几年我会花更多的时间来打理花园。今年我还没打理呢。

咨询师：好的，玛奎塔，咨询就像是打理花园。首先平整土地，然后撒种。当种子开始生长的时候，花园需要除草。另外，隔一段时间你就要补充一些种子，整个过程中都必须注意除草，这样花园就不会被杂草占领。很多打理花园的人不注意除草，结果花园长满杂草。打理花园的关键问题就是除草。那些做得好的人很享受打理花园的过程，尽力尝试栽种一些新的、不同的植物。打理花园的人必须有耐心，有时候还必须考虑天气、虫子和小动物等因素。但是他们明白，这些都是打理花园的一部分工作。

来访者：这种是一个很有帮助的方法，它让我明白了咨询的含义。我进行咨询就像我今年打理花园一样。我没有花费很多精力，也没有除草，自然我的头脑中将有很多杂草。我现在的情况，就像是每周请你给我心里的"花园"除草，但只是一周一次，花园需要的是每天都被悉心打理。

修正之前学到的知识

有时候，咨询可以帮助来访者改变那些他们一贯认为正确的观点。

咨询师：这就像从小你父母就错误地告诉你 $2+2=5$。现在当你一看见 $2+2$ 时，你就自动认为结果是 5。我现在想请你学习正确答案：$2+2=4$。不幸的是，你父母因为他们自己的问题，教给了你一些错误的观点。你现在意识到之前学到的错误观点了吗？

来访者：不再相信一贯认为是正确的东西，真的很难。

咨询师：我明白。但是我只是想让你看到 $2+2=4$，而不是 5。我希望你父母告诉你，"你是一个好人，你值得拥有幸福"。

来访者：我想，我应该回家把这句话写到大纸上：$2+2=4$。

背包

来访者经常抱怨，因为做了太多事或者为太多人担心，而感到压力很大。

咨询师：曼纽尔，这就好像是你背着一个背包，包里放了很多东西。因为已经习惯了这个背包，有时候你会忽视它的存在。但是它依然在那里，而且重重地压在你背上。当你还是个孩子的时候，这个背包里装的是你对妈妈和弟弟们的照顾和担心。你认为背着它是你应该做的工作。现在背包里除了有对妈妈和弟弟们的关心，还加上了你妻子和她的家族。你能感觉到这个背包的重量吗？

来访者：是的，它非常重。但是我没有其他办法，我必须背着它。

咨询师：可以听得出，你坚信帮助他们是你的责任。但是背包已经很重、很满了。它能装多少责任呢？

来访者：装不了太多。现在已经很满了。我想把背包卸下来休息一下，但又担心这样做会有不好的事情发生。

咨询师：你的担心就是我们要解决的问题。

根满盆的植物

有些来访者面临不被允许成长的问题。通常这种问题是某种关系的制约而造成的，也可能是因为身处小镇、工作限制或者其他困境造成的。

咨询师：林迪，你现在就像一棵在很小的花盆中生长的植物。在这个小的花盆中，你也能勉强维持生存，但是想要充分施展你的潜力，必须找到一个更大的花盆。你是一棵根满盆的植物，你的根已经无处生长。你只是需要一个更大更有营养的生存空间，换一个不同的环境，你会成长得更好，感觉更自由。在现在的环境下，你不会感觉舒服的。

来访者：你说得太对了。我确实感到受压抑，如果不换环境，我永远不会实现理想。我没意识到咨询可以让我审视自己的生存环境，我现在所处的环境缺乏营养，不利于成长。

木匠的工具

来访者经常仅仅采用有限的几种方法解决问题。咨询的目标之一，就是教给他们更多的应对方法。

咨询师：这个类比可以帮助你理解，假设你是一个木匠，你的工具箱里只有 3 种工具：锤子、螺丝刀和和锯子。当你工作时，只能从这 3 种工具中选择。

来访者：你是说我没有使用更多的方法解决生活中的问题，对吗？

咨询师：我想告诉你，除了大哭、争吵、暴怒或者后退，你还有很多的方法可以选择。一个优秀的木匠有很多可以满足不同需求的工具，不会在需要凿子的工作中使用螺丝刀。

来访者：你是说我需要更多的工具？

咨询师：我是说，如果不扩展你的工具箱，你将继续遇到同样的问题。实际上，变得坚定自信、说"不"而不是说"是"，或者学会表达愤怒等，都可以放入你工具袋的工具。

土壤侵蚀或者铸铁生锈

有些来访者面临的任务是停止现在的行为，否则将产生不可逆的损失。为了让他们明白这一点，我们会使用土壤侵蚀或者铸铁生锈的类比。

咨询师：你知道土壤侵蚀的后果吗？

来访者：不太清楚。土壤侵蚀就是土壤被慢慢冲走吗？

咨询师：如果土壤侵蚀一直持续下去，大陆会发生什么呢？

来访者：大陆就会被毁掉。我想这就是种树的原因。农场主和工程师会想出各种办法来防止土壤侵蚀。

咨询师：你说得太对了，这也是你现在遇到的情况。你的家庭正面临着土壤侵蚀一样的破坏，如果不去阻止，将产生永久性的损失。你愿意阻止这种破坏吗？

来访者：也许吧。似乎要做出很多改变。

咨询师：让我们讨论一下，如果你不及时采取措施，将会产生哪些现在和将来的损失。阻止破坏看起来要花费很大的力气，但是如果现在不采取行动，将来要花费的力气更大。

来访者：我最近看了一个电视剧，说明了这种侵蚀会产生的所有问题，以及如何阻止侵蚀。

咨询师：问题是，你愿意去阻止这种侵蚀吗？

拳击比赛

这个类比可以用在很多地方。当需要向来访者说明，她要练习如何应对与他人的冲突时，我们可以使用这个类比。另外，我们也可以用拳击比赛的隐喻，向来访者说明她的儿童自我非常强大。

咨询师：这种情况就像是一场拳击比赛。你的儿童的自我状态在几个回合内击败你。有时候，她第一个回合就把你击败了。我想成为你的成人自我状态的教练，让你能更好地应对比赛。我想让你学会如何防守，并知道如何挡住挥来的拳头。开始，我们的目标是坚持赛完全程和赢得比赛，即使这是一个有分歧的决定；最后，我想让你变得足够强大，直到儿童的自我状态在你面前不堪一击。

来访者：能有这样的结果真是太好了。现在我的儿童的自我状态很强大，它一挥拳就可以把我打倒。

咨询师：我希望你能在咨询"健身房"进行训练，保持健美的体形，为打败儿童的自我状态做准备。

来访者：儿童的自我状态太强大了。让我们开始训练吧，我要做冠军。

打网球

打网球的类比可以用来告诉来访者，他不是必须去玩心理的游戏。当我们要讨论做好准备或者警告时，也可以用这个类比。

案例 1　网球比赛

咨询师：谁都不能强迫你进行比赛。他们可能会把你带到网球场上，但是只要你只是站在那里，即使他们把球打过来，比赛也无法继续。你永远有选择是否参加比赛的权利。

来访者：你是说无论他做什么，我都可以不加入他的游戏吗？

咨询师：是的。除非你想挥动你的网球拍。

来访者：我以前总是感觉他让我加入他的游戏。我会用这个类比来提醒自己，我有权选择是否加入游戏。谢谢。

案例 2　准备

咨询师：你打过网球或者看过网球比赛吗？

来访者：有时候会打。

咨询师：当你的对手准备发球的时候，你怎么做呢？

来访者：我要做好接球的准备。

咨询师：是的。不管是正手还是反手，你都要做好准备，你的脚要准备好移动。

来访者：是的。

咨询师：如果你不做好准备，会怎么样呢？

来访者：大部分球可能就接不到了。

咨询师：这就是在咨询中我想为你做的事情，我希望你能做好准备。

来访者：我明白，这样解释很清楚。你想让我为即将发生的事情做好准备。如果我有了很好的心理准备，不管发生什么，我都会从容应对。

指示灯

有的来访者经常纠结于是否离婚，有些纠结于是否应该继续维持婚姻。与煤气炉指示灯有关的类比，可以帮助他们理清婚姻关系。

咨询师：让我用一个类比来帮你看清自己的处境。你有煤气炉吗？

来访者：是的。

咨询师：炉子上是不是有个指示灯？

来访者：是的。

咨询师：如果当你打开煤气时，指示灯不亮了，煤气炉会点火吗？

来访者：不，指示灯不亮，煤气炉不会点火。所以必须有这个指示灯，如果指示灯不亮，你还要打开煤气，那是很危险的。

咨询师：在你的婚姻中，指示灯熄灭了吗？

来访者：好问题。（用一种伤心但是坚定的声音说）对我来说，指示灯熄灭了。我没有任何浪漫的感觉了。

啦啦队长模式

啦啦队长的例子可以用来呈现积极的婚姻或家庭关系的画面。因为啦啦队长的模式可以形象地展示出人们在婚姻或家庭关系中的位置。无论是在课堂上还是在工作坊中，我常给来访者介绍这个例子。

咨询师：我想用啦啦队长模式来分析你的婚姻状态。如果一个参赛队伍以 0：40 的比分输给了另一个队，粉丝们会怎么样呢？

来访者：很多人会离开。很多人会发出嘘声。

咨询师：是的。这时候啦啦队长会做什么呢？

来访者：啦啦队长，嗯……他们还会继续给队员加油。

咨询师：是的，啦啦队长永远都不会给自己的队伍喝倒彩，他们永远都支持自己的队员。现在让我们看看你的婚姻，你和你丈夫会互相支持吗？

来访者：不会。有时候会，但不是经常这样。

咨询师：这和我听到的一样。其实你们还经常打击对方。

来访者：但是他可以支持我。对吗？

咨询师：当然，但是他没有这样做。你总是极力希望他成为你的啦啦队长，但是他似乎并不想这么做。我希望你明白如果继续维持这段婚姻，你可能永远都没有最忠实的啦啦队长。

来访者：但是我希望有人永远支持我，而且我相信婚姻就是要永远彼此支持。

咨询师：我同意，但是你丈夫并不愿意采用这种模式。

热气球

热气球的类比可以帮助来访者更好地理解为什么他们的咨询没有太多进展。

咨询师：我想这个类比可以帮助你。你现在就像坐在一个热气球中想要升空，但是篮子里装满了各种东西，有些东西甚至超过 500 磅。你努力地想让热气球飞起来，但是这种东西太重了，根本无法离开地面。你看着这些东西，也明白应该扔掉一些，但是你不知道该扔哪些，所以你哪儿也没去成。你既不舍得扔掉那些东西，又因为急于起飞却不能飞而感到困惑。

来访者：这个类比太准确了。刚才你说话的时候，我仿佛看到自己站在那里看着那堆重物。

咨询师：如果不鼓起勇气扔掉重物，你永远都不能翱翔天际。我们需要把阻止你起飞的重物列一个清单并决定他们的去留，或者你明白自己需要做什么吗？

来访者：我必须决定该如何处理订婚这件事。只要与比尔订婚，我的人生就被他控制了。你刚才说话时，我想到的就是这个负担。

电影

关于电影的类比有很多。我们最常用的是用电影中的主角、制片人、导演和电影的品质做类比。

咨询师：让我们把你的人生类比成一部电影。这部电影的导演和制片人分别是谁呢？

来访者：肯定不是我。现在是我妈妈和我妻子。

咨询师：是的。你是否希望成为制片人和导演呢？

来访者：我当然希望。我不喜欢现在电影的情节发展，太无聊也太冗长。

咨询师：你对电影中的角色安排满意吗？是否希望撤换某些角色？

来访者：我想我会的。如果让我做导演，现在的很多主要角色将只占很小的部分，甚至不会在电影中出现。

咨询师：你似乎知道你的电影不是一部很优秀的作品，不会得艾美奖。

来访者：说实话，这是一部票房惨败的电影。

咨询师：票房惨败，你有何感想？

来访者：我不希望出现这种情况，我想我必须成为制片人和导演，以便掌控形势。

想象

当一个咨询师让来访者想象某些事情时，她使用的就是想象这种技术。想象是很有帮助的一种技术，因为来访者可以发现很多之前被自己忽视的材料（Egan，2010；Okun & Kantrawitz，2008；Polster & Polster，1973）。在某次会谈中，当来访者说，"我今天真的没什么可谈的"，或者类似的话时，想象的方法就可以发挥作用了。

如果参加过团体咨询，你应该对这种方式比较熟悉。因为想象是团体咨询组织者经常使用的一种训练方法（Corey，2012；Gladding，2012；Stevens，1971）。我们也将提到一下集体想象的方法，因为它们同样适用于个人。接下来的两个实例与刚才提到的两个实例类似。

热气球想象

咨询师：（用一种温柔、抚慰的语气说）请你闭上眼睛，想象一下你正在一个热气球中，努力地想升空，但是被很多沉重的包袱压着无法离开地面。看看这些包袱，想想它们都代表什么？有多重？通过这样的想象，你看到了什么？

来访者：（来访者闭着眼睛，沉思）我的工作、信仰和婚姻。这些都是我的沉重包袱，另外还有些小包袱，其中有些我以前从来没想到过，但是我现在看到了。实际上也不小，就是我的年龄和对前妻的感情。

咨询师：（用一种温柔、抚慰的语气说）现在还是在热气球中，当你看到这些负担后，你在做什么呢？

电影想象

咨询师：（温柔、缓慢地说）请你闭上眼睛想象一下，你在电影院里，刚刚坐下，灯光暗下来了，银幕上出现了电影的名字"×××的一生"（来访者的名字）。当你知道这是关于你的一生的电影时，你有什么感想？（停顿了一下）下一个镜头是演职人员名单，包括制片人、导演和主要演员。看着这个名单。当这些名字依次出现在银幕上时，你有什么感想？（停顿了一下）电影开始了。当你看见银幕上出现的主要演员和不同场景时，你有什么感受？（停顿了一下）花一些时间看看这部电影。（停顿了一下）当你离开电影院时，你有什么感想？（停顿了一下）仔细听一下离开电影院的观众是怎样谈论这部电影的。你都听到了什么？

咨询师可以在想象过程中与来访者讨论每个部分的问题，也可以让整个想象结束再讨论。我们建议你两种方式都尝试一下，看看哪种方式效果更好。切记在使用想象的技术时，语气语调特别重要。你要确定自己不能语速太快，并且你的语气要让来访者感动放松、易于思考或者表达感受。

五年以后

咨询师：我想让你尝试一种能带来更多启发的思考方式。请闭上眼睛，调整到舒适的姿势……请想象一下，现在是 5 年之后，你刚收到我的来信。信上说，请你反馈一下治疗结束后的五年里生活状态如何。这里有一系列的问题，住在哪里？做什么工作？婚姻状况(在婚、离婚还是单身？有没有孩子？)对自己的生活状况有何感想？我想让你考虑一下你将怎样回答这些问题。

来访者：问题还真不少。我现在自己住在佛罗里达，我妻子不住这里，我自己一个人住。不知道这算什么样的婚姻状况。

咨询师：你是想先探究这个问题，还是先谈谈你对整个想象的反馈？

来访者：先谈谈你刚才提到的各种问题吧。

动物想象

想象可以让来访者换一种方式与自己对话(Stevens，1971)。几乎所有情况下，来访者对动物的态度，都能反映出对自己的期望或者看待自己的态度。

咨询师：我想尝试一种不同的方式。如果你可以变成世界上的某种动物，你希望自己变成什么？可以考虑 1 分钟。想到什么了吗？

来访者：(停顿了一下)是的。我想变成一只猫。

咨询师：为什么是猫呢？

来访者：他们总是独来独往，依靠自己生活，但当他们希望有人照顾时，又会成为人们的宠物。他们可以忽视周围发生的一切。

咨询师：让我们看看你的生活。从你对猫的描述中，你有什么觉察？

来访者：我并不独立，我希望自己能像猫那样独立。

咨询师：还有什么其他的觉察？这其实是关于你自己的想象，而不是关于猫的。

来访者：有时我还希望自己能忽略一些事情。这对我来说是一个很大的问题。

在这个实例中，来访者发现了关于自己的几个重要问题，咨询师可以利用会谈的剩余时间，讨论想象反映出的问题。有些咨询师可能会犯这样的错误：过多的讨论动物，而不去探寻对动物的想象所反映出的来访者对自己的期望或者看待自己的态度。

在房间中任选一个物品

这个想象和动物想象类似。与选择一个动物不同，你可以让来访者在咨询室中任选一个物品(Stevens，1971)。

咨询师：我们似乎陷入困境了。让我们尝试用别的办法找到新方向吧。请你看看这个房间里的物品，然后选择一个你希望成为的物品，比如门、灯、窗户等等，你选好了吗？

来访者：是的，我选抽屉。

咨询师：好的。(用温柔的声音说)现在，请想象一下你就是这个抽屉。抽屉的生活会是什么样的呢？(停下来给来访者考虑的时间)变成抽屉的感觉是什么样的呢？请告诉我变成抽屉后会是什么样的呢？但是要用第一人称、现在进行时。从这句话开始，"我是一个抽屉，我的生活是这样的。我……"

来访者：我看见那个抽屉了。

咨询师：(用温和的声音打断来访者)不，请用抽屉的语气说话。我是一个抽屉……明白吗？

来访者：我明白。我是一个抽屉，装了很多东西。有时候我感觉自己很重要，有时候感觉自己毫无价值，被人遗忘。我有一些不希望别人知道的秘密。我感到想要被清理干净，但是至今没有人这样做。

咨询师：很有趣，你认为这些话代表了什么？不是从抽屉的角度，而是从你自己的角度，你感到自己毫无价值、被人遗忘吗？也许更大的问题是：你有什么不愿与人分享的秘密呢？首先，我们讨论一下什么是毫无意义，然后看一下如果讨论你的秘密，你是否会感到不舒服。

拜访智者

斯蒂芬斯(1971)讨论过关于拜访智者的想象。你可以根据来访者的实际情况来使用这个想象方式，但是必须基于一个人为了需求答案去拜访智者。在下面的实例中，来访者因为生活中的一些变化而挣扎痛苦，因此她被要求去寻找生命的意义。

咨询师：我们已经讨论了很多不同的选择和改变。你已经向不同的人需求了答案，但是这些答案相互矛盾。让我尝试一种新的方式。请你闭上眼睛，放轻松……（用缓慢的语调说）我希望你能想象这样的场景：周六早晨，你早早起床，准备好做一次寻找智者的旅行。这位智者住在深山中，他可以回答你的问题。当你准备出发时，你内心充满复杂的情绪……你甚至都不想去了，但是你最终决定去寻找答案……别人告诉你最好自己前往，或者找一个真正理解你的人一同去……你开车到了山脚下的停车场，然后下车爬山。当你快要到达与智者会面的地方时，你清理了思路，想好自己要问的问题。你知道，智者只回答你三个问题。终于见到智者了……你感觉如何？……智者跟你打招呼，并请你坐下，然后他问你有什么问题……（咨询师用更舒缓的语气说）当智者回应你时，你想要和你所接收到的不同的观念和感受联结……现在，你准备下山了。当下山的时候，你陷入了深深的沉思……当你的车出现在你的视线时，你决定坐下来再想一会儿。你知道这是一段非常有价值的经历……现在请你睁开眼睛，告诉我你经历了什么？

来访者：哇！这真是一次充满能量的经历。它让我有机会整理我的思路。

如果引导得当，这个想象方式非常有意义。你应该尽量保持舒缓的语气，这样可以让来访者有时间想象你所描绘的场景。

使用想象的方式对你的来访者非常有帮助。除了我们在书中提及的内容，你也可以根据来访者的具体情况来设计其他的引导语内容。

本章小节

类比和想象代表两种有创意的技术，在特定的咨询中可以起到帮助作用。类比可以帮助来访者在头脑中形成某种画面，以促进咨询效果。另外，类比也可以使某些概念更容易被记住，因为这些概念仅靠文字表达并不完整。很多时候，类比可以让某个概念更具体，比如学习一种新语言或者打理花园。大脑喜欢新奇的东西，而想象正是一种新奇的体验。它可以帮助来访者触及那些隐藏在心底的东西，或者发现自己的不同侧面。

第十五章

创意性伴侣和家庭咨询

伴侣或家庭咨询因为在场的人数不止一个而变得更加复杂。根据 RCFFC 历程图，使用的创意性、多感觉道冲击技术可以帮助咨询更有效率。多感觉道冲击技术通常可以让咨询的在场者深度卷入并引起他们思考。

本章第一部分涉及的技术，可以用在伴侣双方都在场的情况下。这里的双方不一定都是婚姻关系（有些情况下我们使用伴侣 1 和伴侣 2，这是为了便于称呼同性伴侣）。本章第二部分提到的技术，可以用在家庭咨询中。本章两部分中，我们都会用到本书讲到的 5 种技术：道具、空椅、动作、书写和绘画，以及类比和想象。

伴侣咨询

道具

橡皮筋

案例 1

伴侣们经常因为他们之间的紧张关系前来咨询。橡皮筋这个道具可以用来形象地展示这种紧张关系。

咨询师：这是第二次会谈了。当我问你们之间的关系是否有改善时，你们说情况更糟了。这让我很担心，因为你们说还希望在一起。我想向你们展示一下，你们现在所做的事情。请分别拿着这个橡皮筋的两头，然后往外拉，直到它快断了。（他们两个人一边拉着橡皮筋，一边担心橡皮筋会断，或是担心对方松手后橡皮筋会弹回来打到自己。提示：最好找一个可以至少能延展 10 英寸的大橡皮筋）现在我想让你们再把橡皮筋拉长一些。（这对伴侣用怀疑的眼光看着咨询师）这就是你们正在做的事情。因为你们没有减轻你们之间的紧张关系，所以才会感觉更糟。我想告诉你们的是，你们两个人必须做一些事情来减少你们之间的紧张关系，这样你们才会感到放松。如果还像现在这样，就太紧张了。

伴侣 1：这也正是我希望看到的，结束我们之间的紧张关系。

伴侣 2：我们必须放松，才能让紧张关系结束。

案例 2

另一个非常有利的证据是，当一对伴侣经常互相攻击，可以让他们把橡皮筋拉长 10 英寸或更长，并讨论他们会不会弹到对方手上。

咨询师：请拿着这个橡皮筋并向两边拉伸（两个人照做了）。你们一定在担心橡皮筋会不会弹到对方身上，对吗？

伴侣 1：是的。

咨询师：现在你们其中的一个人放开手。（这对伴侣只是惊奇地看着咨询师，但没有照做）你们看到自己做了什么吗？你们两个人都在保护自己，也不想让橡皮筋打到对方；但在现实关系中，你们总是打击对方。我们怎样才能让你们停止呢？

伴侣 2：我明白了。很明显，我们必须停止打击对方。

积木

很多伴侣之间的关系可以理解为，试图把一个木块放到一个很小的洞里。为了向伴侣们展示这个情景，我们准备了一系列积木套装，有的积木套装里木块大而洞小，有的木块和洞差不多大，有的木块与洞尺寸正合适，还有的洞大木块小。这一系列不同大小的木块和洞，代表了伴侣之间不同的关系。有的伴侣明显彼此不适合，有的则接近适合的关系。到底如何使用它们？看了下面的例子也许可以给你一些启发。

案例 1　严重不适合

咨询师：我想请你们看看这些积木。这个木块的尺寸与这个洞非常适合，与另一个洞差别不大，而与第三个洞差别非常大。你们认为自己的婚姻与哪种情况更相似呢？是非常适合，接近适合还是很不适合？（这对夫妻看着 3 个带洞的积木和这个木块，妻子拿起木块分别放在 3 个洞里试一试）

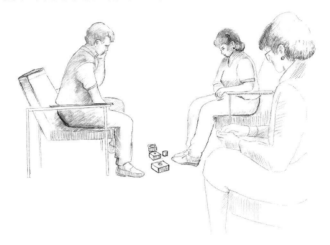

妻子：我觉得我们是不可能适合的关系。

丈夫：但是我们可以做到适合。

妻子：除非我放弃自己想要的，好像把木块削得薄一点，就像你希望我成为你认为的好妻子。你是这个很小的洞，我则是那个木块。为了适合你，我必须放弃大部分的自我。

案例 2　成长

咨询师：我想用木块和带洞的积木，来反映你们的婚姻关系。开始，肯在知识水平和人生阅历上都领先于简，那时肯是这个木块，而简是这个带小洞的积木。后来，随着简的成长，你们的婚姻关系越来越融洽。（咨询师把木块放在与其尺寸合适的带洞积木上）现在，简成长的越来越快，逐渐感到肯不太适合自己。这时简变成这个比较大的洞，而肯还是这个木块。（咨询师把木块放在一个带大洞的积木上，木块只占了洞的一半）

简：是这样的。我确实感觉自己成长很快，也需要从肯那里得到更多。在某些方面，我很抱歉，因为回到学校，我越来越意识到这一点。但是我无法回到过去，无法适应现在的肯。我希望你也成长起来，这也是我们来咨询的原因。

咨询师：我想你已经明白了问题的实质。肯你愿意成长起来，适应现在的简吗？她非常希望你能和她并肩同行。

杯子

在说明一对夫妻之间可能发生什么时，咨询师可以使用纸杯，而且使用纸杯的方法有很多。

案例 1

咨询师：我想向你们展示一下我所理解的你们之间的问题。玛丽，这个杯子代表你的自我价值，请拿着它。(玛丽拿着杯子，并看着它)现在，托德，请你把杯子拿走，并站到椅子上(托德照做)，把杯子捏碎(托德照做，此时玛丽正战战兢兢地看着他)。

玛丽：就是这种感觉，他总是打击我。

托德：这是因为你总是把事情搞砸。

咨询师：托德，你用这种居高临下的方式跟她说话没有任何帮助。请你继续站在椅子上，一分钟以后我们继续讨论。玛丽，有两种方式可以保护你的自我价值。你知道都是什么吗？

玛丽：如果他能停止用这种苛刻的态度对待我，是一种方式。他就像是我的父亲，而不是丈夫。我不知道第二个方法是什么，离婚？

咨询师：这只是暂时的方法。但你或许需要把自我价值的决定权交给别的人。能不能尝试着不把杯子给托德？为什么要让他来评判你的价值？(示意托德从椅子上下来)托德，请你也想一下是否可以换一种交流方式？(停顿一下)你们有什么想法吗？

接下来，咨询师很可能会结合他们的成长历程和之前的人际交往，讨论每个人的过往经历。

案例 2

咨询师：请你们每人拿一个杯子，杯子代表你们的自我评价。在生活中，你们极力保持满杯的状态，并希望伴侣帮助续杯。请面对面，并示意对方给你续杯。注意你们都在忙着让对方给自己续杯，而没想到主动给对方续杯。(这对伴侣怯懦地点点头)

伴侣 1：我想我明白了。我们只是试图从对方那里索取，而没有给予回报。

伴侣 2：我想，我们给彼此的伤害大于其他的东西。

咨询师：让我们试试这个。请拿着这些铅笔和对方的杯子，并用铅笔在杯子上戳洞。

伴侣 1：是这样的。我们给对方的自我评价造成了伤害，而没有给予对方任何东西。我们该如何停止呢？

咨询师：这正是我们要在咨询中做的工作，但是你们必须保证尽量不再伤害对方。你知道自己是如何在对方的杯子上戳洞的吗？

充电指示灯

我们曾经在伴侣咨询中成功地使用充电指示灯。充电指示灯可以告诉我们电池功能正常、有问题，还是坏了。如果电池正常充电，指示灯就变成绿色。我们把充电指示灯展示给伴侣们看，并让他们思考如果他们的婚姻也有一个指示灯，会是什么颜色呢？我们也会问他们如何给婚姻充电。我们把指示灯放在他们之间的地板上，以提醒他们给婚姻充电是他们的任务。如果会谈中伴侣之间出现消极的互动，我们就会提到指示灯。这是为了加强他们对自己行为的认识，当结束咨询时，我们还会让他们时刻注意让"婚姻指示器"时刻保持在积极指示范围内。

椅子

为了让伴侣们明白他们之间的关系，咨询师可以在很多方式中使用椅子来形象地展示。

距离

进行关系咨询时，使用可移动的椅子很有帮助（与沙发面对面）。在这个实例中，咨询师看到这对夫妻在整个会谈中都恶语相对，并且他们并没有意识到伴侣关系已经相当糟糕。

咨询师：我想请你们俩位这样做：坐在这两把椅子上，面对面。现在请把椅子向后移动，让你们离的远一些，（这对夫妻的椅子之间相距大约 8 英尺）很好。你们感觉如何？

黛安娜：在某方面，因为距离使我感觉更安全，但同时又感到尴尬，因为我想与山姆亲近一些。

山姆：（用敌对的声音说）如果你能跟我交谈，并告诉我问题出在哪里，所有

的事情都将变好。（黛安娜下意识地向后挪动了一下椅子）

咨询师：山姆，我想请你考虑一下你刚才的语气和说话的方式。黛安娜你为什么要往后退呢？

黛安娜：当他用这种方式跟我说话时，我特别想远离他。

咨询师：我明白了，这就是为什么我们要停止刚才发生的事情。我们需要讨论一下你们的互动方式。但在这之前，我想请你们做一件事。请坐在原处，伸出手去拉住对方的手。

山姆：什么？这不可能。

咨询师：确实不可能。靠近1英尺，再试试。（他们照做了，但是很显然坐在椅子里需要很用劲才能拉住对方的手）这种感觉怎样？

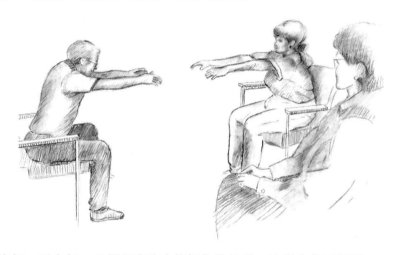

黛安娜：不太好。必须很费劲才能握住他的手。这样非常不舒服。

咨询师：说得很对。请考虑一下，这是不是反映了你们目前的婚姻关系？

山姆：我们离近一些，还是一直这样费力地伸着手？（开玩笑似的跟他妻子说）为什么你不把椅子往前拉一下？

咨询师：我想你们都看到了，双方都需要放弃一些东西，都需要向前移动。你们必须以某种方式接近彼此并重新开始沟通。你们曾经很亲密，也希望继续保持正常的婚姻关系，怎样才能重新开始正常交流呢？

黛安娜：我们都必须移动。

咨询师：这不是你们的心里话。你们其中的一方确实可以向前移动，以靠近对方。但是按照之前我所听到的，我感觉你们不会这样做。我同意你的说法，请你们考虑一下这个办法。（咨询师放慢语速）你们为什么要相互靠近、相互沟通呢？

如果时机合适，这样做将非常有帮助。咨询师有很多选择。她可以让这对夫妻回到沙发上，或者在这次会谈的剩余时间里都让他们远远地相对而坐，还可以根据会谈的发展让他们靠近或者远离。

不在场的人

咨询师：范，你说你希望接近布伦达，但是我认为你没有看到整个画面。布伦达请你把椅子拉过来，坐在范身旁。你们两个人感觉如何？

布伦达：很好。我希望永远都保持这种距离，但是现实不是这样。

咨询师：我明白。范，你感觉如何？

范：很好，我喜欢这样。

咨询师：让我展示一下事实是什么样的。（咨询师又拿来两把椅子，挤在范和布伦达两人中间）这两把椅子代表你的前妻和已经成年的女儿。范，直到你处理好与她们的关系，这个总会是你和布伦达之间关系的潜在隐患。

布伦达：就是这样的感觉。她们随时可以打电话或者制造出些什么，范就会立刻飞奔过去，为她们的大麻烦烦恼，否则就会因为没有帮忙而感到内疚。我讨厌这些！

范：你想让我怎么做？

布伦达：在她们和我们之间保持一些距离。

咨询师：这是个好办法。为了减少困扰，你必须让她们远离你们。现在，她们就在你们两人中间，随时都会挤进来。你能做什么？

范：（想了一会儿）我猜我可以把她们挪出房间。

咨询师：你说得对，你可以这样做。但是你愿意这样做吗？

范：（看看空椅子，又看看布伦达，然后把椅子拿起来放到了房间的另一边）我明白你的意思。这是她们应该待的地方，这样她们就不会跑到我和布伦达中间了。

咨询师：是的。让我们一起讨论一下，怎样才能让她们待在合适的地方，这是因为你已经离婚 3 年多了，而且你女儿也已经 21 岁了。

布伦达：把椅子搬走，我感觉好多了，更有希望了。

动作

冲击疗法治疗师可以使用的动作技术有很多，这些技术可以帮助伴侣更清晰地看到他们在两人关系中做了什么。

出门

在下面这个实例中，咨询师要让丈夫明白他们的婚姻面临着严重的问题。拉娜已经告诉咨询师，如果事情没有改变，她准备离婚。

咨询师：汤姆，你来咨询已经有一个月时间了，但是拉娜说情况没有好转。你对此怎么看？

汤姆：事情没那么糟。我认为我来这里已经表明了我在乎我们的婚姻，并想要改变。

拉娜：不，我希望你能改变对我说话的态度，改变共度周末的方式，以及抚养孩子的方式！

汤姆：（朝向咨询师）你看到她是多么不安了吗？

咨询师：汤姆，我觉得你需要了解一些事情。拉娜，请你走到门口，打开门并开始离开房间。（拉娜照做了）好的，请站在那里，脸向着房间外。拉娜，这种状态是不是接近你对待婚姻的态度？也就是说，你几乎要离开房间，是吗？

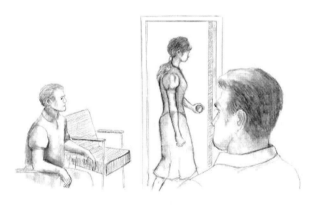

拉娜：是的，这就是我的态度。（非常严肃的口气）我不想离开，但是如果事情没有改变我不得不离开。我几乎要说出"离婚"这两个字了。

汤姆：（难以置信地看着拉娜）亲爱的，等一等。我不知道你是认真的。我不希望你离开。请回来，坐下来，让我们再谈一谈。

路上的障碍

在伴侣咨询中，咨询师经常发现会有些障碍干扰着两人的有效交流。这些障碍有时是之前的恋情，有时是其中一方的父亲或母亲，有时候可能是工作、业余爱好、毒品问题或者儿童期遗留的问题。

下面的实例中，这对伴侣已经进行了两次会谈，咨询要解决的问题是，因为邦尼犹豫不决，他们似乎无法亲密接触。咨询师发现，邦尼的恋父情结是这个问题的主要原因。

咨询师：我已经明白问题的根源了。请你们面对面站着。（两人面对面站着，相距约 4 英尺）邦尼，请你抱住恩里克。

咨询师：你感觉如何？

邦尼：非常好。

咨询师：现在我来扮演你的父亲。（咨询师站在两人之间，看着邦尼）现在请你再一次拥抱恩里克。

邦尼：我做不到，因为你挡在我们之间了。

咨询师：你可以的。你只是不能很好地拥抱他，因为你父亲挡在你们中间。来吧，拥抱恩里克。（邦尼照做，咨询师挤在两人之间，邦尼发现这样很难与丈夫交流，她哭了起来）

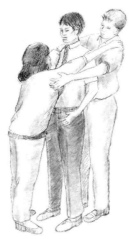

邦尼：你说得对。我没意识到，父亲是我们的婚姻问题的根源。但是现在我明白了，我该怎么做？

咨询师：我可以帮你摆脱父亲的影响，解决你们之间没有解决的问题。你希望这样做吗？

马斯洛需求层次理论

很多伴侣都面临着需求不统一的问题。在下面的实例中，咨询师用马斯洛需求层次理论展示，伴侣中的一方极力拉动另一方向前，而另一方则极力拖住向后。

咨询师：让我来解释一些可能对你们有帮助的事情。一个名叫亚伯拉罕·马斯洛的心理学家，有一个关于人类需求的理论，并把这些需求分为几个层次。我把这些需求分别写在了5张纸上，现在我要把这5张纸按顺序放在地上。现在请看看这些纸，根据你的状态考虑一下你应该在什么位置。这5个层次如下所示。

```
生理需求
安全感
爱和归属
自尊
自我实现
```

让我简单介绍一下这5个层次的含义。(咨询师解释含义)你们感觉自己应该在哪个位置？

大卫：我开始感觉我自己很好，而且我想尝试更多新东西，我甚至想搬家。

苏：(看着咨询师)我只是希望按部就班。原来的生活很好。我们住在我父母的隔壁，这点我最满意。他喜欢和我父母待在一起，但是最近大卫不怎么过去看我父母了。他希望我发展更多的兴趣，但是我害怕尝试新东西，也害怕见陌生人。

咨询师：让我们看看地上的这5个需求层次。根据你自己的感觉，你会在哪里，大卫？

大卫：我想我会站在自尊这里，并努力向前。

苏：我不知道。我想我在爱和归属这里，我的家庭和我的丈夫让我感到幸福。

咨询师：请你们站在各自说过的位置。(两人分别走到各自的位置。大卫站在苏前面两英尺的地方)现在请伸出手极力把对方拉到自己的位置。(两个人努力地拉对方)好的，停止，有什么感想吗？

苏：就是这种感觉。他总是拉着我，让我尝试更多东西。同时我又总是希望他待在家里，多去看望父母。

大卫：你怎么不明白你的生活有多无聊。

咨询师：等一下，这种互相攻击的方法并不有助于问题的解决。现在我明白了，你们两个人有不同的需求。问题是你们应该怎么离开这个困境。我希望你们都明白，因为你们需求不同，所以会产生一些婚姻问题。但是如果你们都认识到这个问题，并且停止拉扯对方，我们肯定能找到一些折中的办法来减少争吵和紧张状态。如果你们都不妥协，问题将继续存在。

书写和绘画

使用列表、图表、曲线图、绘画等方法，可以帮助伴侣更清楚地看到正在发生着什么，以及他们之间为什么有问题。

婚姻/离婚评价表

通常在第一次会谈中，咨询师会评估每个人对关系的满意度，以及他们想做婚姻咨询还是离婚咨询。评估技术之一就是让伴侣两人评价他们的关系，从 1 到 10 打分，10 分是非常好，1 分是非常糟。

咨询师：请看看这个评价表，我认为它反映了一些重要问题。

	现在	两年前
约翰	8	9
鲍勃	3	7

看到这个表格，可以帮助伴侣双方更清楚地看到他们的问题。

另一个简单的问题是，你想做婚姻咨询还是离婚咨询？对这个问题的回答可以提供一些有用的信息，尤其当伴侣双方意见不一致时。为了让这个问题更可视化，咨询师会问他们分别倾向于哪一边：保持婚姻？还是离婚？

咨询师：在我画的这条连续的线上，两端的箭头分别是离婚和维护婚姻，你们认为自己更倾向于哪一端？（在这条线的两端画上了箭头。）

离婚------◄------------┼---------►--维护婚姻
菲尔　　　　　　　　　　　　　　埃米莉

菲尔：我肯定是趋向于维护婚姻。

埃米莉：我讨厌这个话题，但是说实话我倾向于离婚。婚姻和我想要的有矛盾，这让我非常困惑。

咨询师可以在会谈中的拿出这个图，以此来提醒伴侣双方自己说过什么，如果还想在一起的话需要怎么做。

评分表

前来咨询的伴侣双方，对婚姻各个方面的满意度并不一致。让他们看到这些不一致的地方会非常有效，也可以帮助他们找到问题出现的缘由。

咨询师：你们两个似乎都心存不满。让我们看看你们对婚姻不同方面的满意度有什么差别。我会列出你们所提到的一些事情，然后请给这些事情打分，从 1 分到 10 分，非常满意是 10 分。这里是你们其中的一位提到过或两位都提到过的事情。

	安	鲍勃
家常杂务	3	9
在一起的时间	2	8
看电视的时间	3	10
消费方式	4	9
跟朋友相处的时间	3	10
跟家人在一起的时间	9	9

安：他在某些事情上感到高兴，因为他做所有的事都是为了自己的兴趣。

咨询师：我们会讨论表格上的所有内容。但是首先我们应该了解大方向。请问你们看到这个评价表有什么感想？

咨询师可以自己列出一些问题，也可以让咨询的伴侣列出问题。重要的是，要让伴侣双方都看到他们在婚姻的某些方面满意程度不同。评价表可以帮助咨询师展开进一步讨论，也可以让伴侣双方更清晰地看到彼此的具体差异。

优先等级评分

在婚姻生活中，伴侣两人对哪些事情需要优先处理，持不同态度。把每个人优先考虑的问题都列出来将会很有帮助。有时候我们让伴侣自己列清单，有时候也会给他们一个大致的分类。这样的清单可以让伴侣们很快就看出问题根源。

咨询师：这个清单会帮助你们两位看清楚为什么会有问题吗？你们的优先考虑排序是那么不同。

	赫克托	艾伦
工作	1	5
伴侣	4	1
孩子	5	2
原生家庭	2	6
业余爱好	6	7
宗教信仰	9	3
朋友	7	4
性爱	3	8
其他	8	9

赫克托：工作对我来说意味着一切。我必须挣足够的钱养活家里人，包括我的父母。她不理解这个。

艾伦：我理解。但是他把我排在他的父母之后。

咨询师：请等一下。列出这个表格的目的是帮你们了解问题出在哪里。我认为现在问题很清楚了，你们两个人对哪些事情应该优先考虑，持不同态度。现在我希望咨询能帮助你们达成一致意见。

赫克托：这个表格确实让问题很清楚了。

大多数情况下，咨询师会用两到三次会谈讨论这几个问题：处理事情的优先权，妥协的可能，以及因为不同优先权所造成的问题。

自我状态分析图

之前，我们在本书中讨论过自我状态分析图在个人咨询中的作用。实际上，自我分析图也可以用在伴侣咨询中，而且效果更好。治疗师可以根据观察到的情况来画图，也可以让其中的伴侣双方分别画出自己的自我分析图（Dusay，1980）。自我分析图的使用方法很多。柱形图可以告诉伴侣为什么有些问题持续不断地出现。

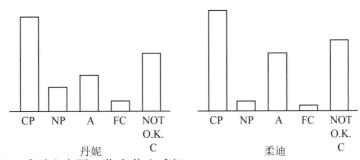

咨询师：看到这个图，你有什么感想？

丹妮：毫无疑问我们的生活没有什么乐趣。因为我们的自由儿童部分都不大。

柔迪：看看我们为什么吵架。是因为我们的批评型父母部分太大。

交互作用分析绘画

之前，我们在本书中已经谈过，交互作用分析方法可以呈现出一个人的与其他人的互动模式。在伴侣咨询中，我们经常会花时间使用交互作用分析绘画的方法，画出他们的互动模式，以此来帮助伴侣看清他们的互动情况。交互作用分析可以告诉来访者，他们的问题是怎样发生的。我想，所有的伴侣咨询都可以通过这个方法来解释某些互动方面的问题。

类比

本书第十四章，我们讨论过类比的方法，以及它对咨询师和来访者的帮助。其中两个类比也非常适合用在关系咨询中，所以你可以复习一下这两个类比。指示灯的类比可以让伴侣们明白他们的关系是否能够重新点燃。啦啦队长的类比可以帮助伴侣们想清楚，现在的关系与理想的关系有何区别。本章我们还将提到几个有助于关系咨询的类比。

婚姻银行

这是我们在关系咨询中经常用到的一个比喻。

咨询师：你可以把你们的婚姻看作是一个银行账户。你每天或者每周往这个账户上存多少钱？你是否只是取钱？如果只取不存的话，账户上很快就没钱了。就像一个银行账户一样，你必须存钱。存钱在婚姻中，意味着一个吻、一张卡片、一条留言或者几句体贴的话，也可以是温暖的对话，体谅对方的感受等。

约迪：我觉得我们的账户已经透支了，我们最近都没有往账户上存钱。你同意吗？

卡洛：你说得对，而且我们说过我们永远都不会这样。天哪，我感觉我们最近开了很多空头支票。我不想要这样的关系，我希望能多存款，如果你也同意的话。

咨询师可以在很多方面使用这个类比。她可以每周问一下伴侣双方的存款情况，也可以让伴侣带来自己的存款清单，上面是他们认为积极的互动和促进夫妻感情的举动。

游戏

为了让伴侣们换一个角度看待他们的关系，我们可以让他们用一种游戏来类比自己的关系。

案例

这是第三次会谈，伴侣两人花了很多时间抱怨对方。

拉尤尔：这个周她还是在为各种事抱怨，我们没有性爱和关心。

安布亚：你做得也不好，你还认为我是清洁女工。

咨询师：让我们尝试别的更有效的方法吧，这比只是听你们互相抱怨强得多。如果让你们选择一种游戏来类比自己的关系，你们会选什么？为什么要这样选？我说的游戏是任何游戏，比如足球、拳击、网球、大富翁、象棋……只要你认为这种游戏与你的关系类似。

拉尤尔：足球。我们每个人都在进攻和防守，还有很多次艰难的触球。

安布亚：最近，我感觉我们的关系更像高尔夫球。我们都在自己的世界里，做着自己的事情，甚至不会往一个洞里击球。顺便说一句，我们以前经常一起打高尔夫球，我们就是在高尔夫场认识的。

正如第十四章我们所说的，有很多类比可以使用。我们希望本书的实例能够引发你的思考，以找到更多适合你的来访者的类比。你可以与同事进行头脑风暴，以便能找到更多可以用在伴侣咨询中的隐喻。

想象

让伴侣针对他们的关系或关系中的某个方面展开想象，也是很有效的做法。通常伴侣双方在会谈中相互抱怨或攻击，使用想象的方法，可以让他们聚集在积极的事情上。

理想婚姻

咨询师：让我们把视线从消极的事情上转开，来想象一下你们理想的婚姻是什么样的？我是说，在理想的婚姻中，你们每天都做什么？周末、假期、节日怎么过的，诸如此类。请一位说的时候，另一位听，不要打断。请考虑 1 分钟，然后开始，谁想先开始？

鲍比：我先来。

咨询师：很好。请你闭上眼睛，想象你现在正处于理想的婚姻状态中，早餐你都会做什么呢？

根据咨询师希望伴侣们讨论的主题不同，想象的主题也可以多种多样。让其中一方听另一方的梦想，是一种很有力量、也很感人的体验，这样做可以让咨询更深入。

家庭咨询

本书中提到的创意性技术同样可以用在家庭咨询中。这部分我们将呈现几个具体的家庭咨询技术。

移动椅子

在很多家庭中，会分成几个小组，或者一位家庭成员明显地夹在父母中间，或者有一位家庭成员感觉被孤立。(Bowen，1978；Minuchin & Fishman，1981)让家庭成员移动椅子，以呈现出这个家庭的沟通模式，这样做可以让家庭动力更清晰。

咨询师：(面向埃米，一个 13 岁孩子)我想请你把你的椅子移到房间的另一侧，并坐在那里。露丝，你和比尔把椅子挪到一起。(每个人都照做了，咨询师坐在这对夫妻和他们的女儿正中间。)现在感觉如何？

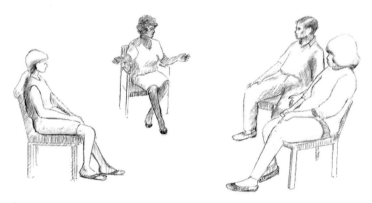

埃米：就是这种感觉！他们不理解我。我们在所有的事情上都有分歧。

露丝：我想和埃米接近，但是并不赞同她的做法。她不做功课，还和失败者交往。

咨询师：你们对这个距离有什么感想吗？

比尔：我们的家庭有问题，希望你能帮助我们。我也不希望有这样的距离存在，有时我感觉自己被夹在中间。

咨询师：很棒的觉察，那为什么不把椅子挪到中间呢？

埃米：这样的场景很准确。爸爸跟我情况不一样，大多数时候他不得不站在妈妈那边，但有时候又会站在我这边。

使用挪动椅子的方法有很多。当一个青少年被孤立时，我们通常会坐在他身边，让他们感到有人支持，也可以避免给青少年留下成年人"成群结队"的感觉。

空椅技术

家庭咨询时，经常会有不在场的有关人员。这些不在场的人有时可能是离婚的父亲或母亲、令人讨厌的男朋友、继父或继母，或者其他对家庭动力有显著影响的人。使用空椅来代表这些人，可以让咨询更有画面感。

咨询师：卡洛，你说过如果你妈妈没有认识现在的男朋友，情况会好很多。我想让你和你妈妈把椅子挪开，我来扮演你妈妈的男朋友坐到你们中间。这是你的感受吗？他来到了你和你妈妈之间，对吗？

卡洛：是的，就是这种感觉。妈妈总是和他在一起，不理我。

妈妈：卡洛，我很孤独，他对我很好。我喜欢和他在一起，你已经 14 岁了，你不需要我了。

咨询师：（用温和而坚定的声音说）请等一下，你真的认为她不需要你了吗？

妈妈：好吧，我原来以为她不需要我。至少不像她 6 岁时那么需要我。

咨询师：虽然没有 6 岁时那么需要你，但她现在仍然需要你。你能理解你们之间的裂痕吗？（妈妈看着椅子，母女俩都哭起来）妈妈，从你的角度看，你确实有权利享受自己的人生。所以我们需要在两者之间寻找一个平衡点。

利用空椅代表不能到场的人，让所有人都对咨询更清晰。这样做也可以为咨询师讨论不在场的人时，提供一个指代对象。

站在椅子上

如果一个家庭成员在家庭中占据主导地位，并且这个人也在咨询现场，我们通常会让这个人站在椅子上。通常这个人是个酗酒者、易怒者或者特别爱挑剔的人，也有可能是病人或有某种残障人（这种情况下，咨询师可以代替其站在椅子上）。当大家看到这个情景时，就会引发有价值的讨论。使用这种方法的时机相当重要，如果过早地在会谈中使用这个方法，会激怒站在椅子上的人。

咨询师：这是我们的第三次会谈，我想我已经了解了你们家庭的大体情况。为了让你们的家庭更和睦，有些事情必须改变。其中一件事情，就是爸爸在家里扮演的角色。爸爸，请你站在家庭成员中间的椅子上。（爸爸照做）

康妮：就是这种感觉，他认为自己是万能的神还是什么。我只有 12 岁，我不同意他的观点。

热里：我同意康妮的意见。我想他是希望我们在他面前感到渺小，但是我不想再这样做了。他喝酒、抽烟，还整天说一些愚蠢的话。

妈妈：（看着咨询师）你明白我的感受吗？家里总是有这样争论，我想保护每个人。但是现在我累了。

咨询师：关键问题是，我们要找出新的互动方式。爸爸，你怎么想？

爸爸：很显然，总是站在这里，不是个好主意，但是我父亲就是这样做的。我不知道还有别的交流方式。

咨询师：这就是我们来这里的原因：学习更好的交流方式。请从椅子上下来吧。

康妮：哦，我更希望用这种方式交流。

家庭塑像

这个案例是上一个案例的变体，每个家庭成员根据自己的理解，演示自己在家庭中的姿态。

咨询师：我感觉，看到家庭中其他人的姿态，对每个家庭成员都有帮助。我希望你们站起来围成一个圈。请在 1 分钟内，使用整个身体塑造出你在家庭中的姿态。我先解释一下，如果你能够融入家庭，并且在家里感到开放和安全，你可以走到中间，放下胳膊，以此表示你的感觉很放开；若与此相反，你感到害怕和无法融入家庭，你可以把双手举到耳边表示害怕。或背对着其他家庭成员，用你的胳膊和身体呈现出你的感受。有什么问题吗？准备，所有人都摆出姿势（一个人背对着大家，把手放在双耳上；一个人一半身体在外，一半身体在内；一个人抱着肩膀做出生气的样子；还有一个人离开很远并背对着大家）。

当家庭成员都摆好姿势后，咨询师有几个选择：可以让每人对自己或对整个家庭的姿态发表评论；也可以讨论目前的状况如何，或者问问大家看到这种状态，有什么感受。从实际操作看，这种方法对治疗师和家庭成员都大有裨益。

这种方法的变体是，请一个家庭成员根据自己的感觉和认知，让其他成员摆出各种姿势。这也是一个很有力量、也很有治疗意义的方法。

距离

咨询师：你们的家庭中存在很多感情上的隔阂。大多数家庭成员都很少与其他人交流。我想请你们站起来，围成一个大圈，每个人之间都离开很大的距离。(大家照做了)感觉如何？

山姆：我感觉和所有人都很疏远。

咨询师：琼，你和嘉米交换一下位置，但是你和山姆之间要保持较大的距离。

嘉米：我们只是在一间屋里的人。

埃迪：有时候，我多希望自己生活在别的家庭里。

咨询师：让我做一些让你、埃迪和大家都感到舒服一些的事情。请你们彼此靠近，手拉着手围成一个圈。感觉怎么样？

琼：(眼含热泪)好多了，我很希望是这样的。

埃迪：我喜欢看到爸爸妈妈手拉手。

这时候，很多不同的感受和情绪情感都随着这个动作产生了。你可以让家庭成员继续手拉手，或者让他们回到原来的位置，谈一谈刚才手拉手的感觉。

评分表

列出每个人对家庭生活某个方面的评分，可以帮助他们看清家庭成员对同一事物的不同感受。我们通常用 1 到 10 来代表在家庭中的乐趣、信任或者是否喜欢待在家里等方面打分。让每个人都打分，可以使大家看到需要改进的地方。

咨询师：看到这个评价表，你们有什么感受？这是你们每个人对家庭生活的评价。记住 10 是最高分。

	妈妈	爸爸	莱斯莉	亚历克斯
乐　　趣	2	6	3	6
支　　持	1	7	5	8
合　　作	1	5	5	5
兄弟姐妹的关系	2	2	2	2

爸爸：看起来很糟糕，妈妈的感受最差。我之前并不了解大家的感受。

莱斯莉：我希望我们都快乐。我可以与亚历克斯相处更好，也会更尽力地配合大家。

妈妈：把这些问题都列出来，这样我们就知道如何改进了，我觉得这样很好。我总是感觉我们需要共同合作，但这只是个开始。

家庭氛围

让每个家庭成员用一个字或一个词来描述他眼中的家，是一个快速的训练方法。我们通常在第一或第二次会谈就使用这个方法。这个方法可以让每个人把对家的感受表达出来。

咨询师：请各位用一个字或一个词来描述你眼中的家庭氛围是什么样子，然后跟大家分享。我所说的家庭氛围是指气氛或潜在主题。举几个例子：舒服、战争、忙碌、关怀、混乱、互相支持、争吵。想到了吗？

妈妈：匆忙和小心翼翼。

爸爸：懒惰。我感觉我必须催促每个人。

托尼：不舒服。

米克：困惑。

咨询师：让我们看看大家的想法。家庭氛围非常重要，我感觉这次会谈我们必须创造一个不同的家庭氛围，你们怎么想？

本章小节

多感觉道冲击技术对伴侣或家庭能有所帮助，是因为它可以吸引每个人。很多道具都可以用在家庭咨询中，比如橡皮筋、积木和杯子。椅子的使用可以让咨询更清晰具体。动作技术可以让伴侣双方和所有家庭成员都被吸引。书写与绘画在关系咨询中也很有帮助。

总结

正如在本书开始时所说的，我们热爱自己的职业，因为我们通过释放自己让咨询成为一个有乐趣、吸引人的过程。希望这本关于冲击疗法的书，能让你成为"周日球员"。所谓周日球员是指，乐于助人、充满创意、有理论基础又明白咨询是一种艺术的人。

参考文献

Adler，A. (1958). *What Life Should Mean to You*. New York：Capricorn.

Amen，D. (1998). *Change your brain，change your life*. New York：Three River Press.

Beaulieu，D. (2006). *Impact techniques for therapists*. New York：Routledge.

Bowen，M. (1978). *Family therapy in clinical practice*. New York：Jason Aronson.

Brownell，P. (2010). *Gestalt therapy：A guide to contemporary practice*. New York：Springer.

Buchalter，S. I. (2004). *A practical art therapy*. London：Kingsley.

Cain，S. (2003). *A comparison of community members preferences to viewing two different approaches to therapy*. (Unpublished Doctoral Dissertation). West Virginia University.

Capuzzi，D. &. Stauffer，M. D. (2012). *Foundations of addictions counseling* (2nd ed.). Boston：Allyn and Bacon.

Corey，G. (2012) *Theory and practice of group counseling* (9th ed.). Belmont，CA：Brooks/Cole.

Couture，S. J. &. Sutherland，O. (2006). Giving advice on advice-giving：A conversation analysis of Karl Tomm's practice. *Journal of Marital and Family Therapy*，32，329-344.

Cozolino，L. (2002). *The neuroscience of psychotherapy：Building and rebuilding the human brain*. New York：W. W. Norton &. Company.

Dinkmeyer，D. Sr.，McKay，G. D.，& Dinkmeyer，D. Jr. (2007). *The parent's handbook*. New York：Step Publishers.

Dinkmeyer，D. C.，Jr.，& Sperry，L. (1999). *Counseling and psychotherapy：An integrated，individual psychology approach* (3rd ed.). Columbus，OH：Charles E. Merrill.

Driscoll，M. S.，Newman，D. L.，& Seals，J. M. (1988) The effects of touch on perception of helpers. *Counselor Education and Supervision*，27，113-115.

Dusay，J. (1980). *Egograms*. New York：Bantam.

Egan，G. (2010). *The skilled helper* (9th ed.). Belmont，CA：Brooks/Cole.

Ellis，A. (1962). *Reason and emotion in psychotherapy*. New York：Lyle Stuart.

Ellis, A. & Dryden, W. (1987). *The practice of rational-emotive therapy*. Secaucus, NJ: Lyle Stuart.

Eyckmans, S. (2009). Handle with care: Touch as therapeutic too. *Gestalt Journal of Australia and New Zealand*. 6(1), 40-53.

Frank, J. D. (1973). *Persuasion and healing: A comparative study of psychotherapy*. Baltimore: Johns Hopkins University Press.

Freud, S. (1955). *The interpretation of dreams*. London: Hogarth Press.

Gladding, S. T. (2012). *Group work* (6th ed.). New York: Merrill.

Gladding, S. T. (2010). *Counseling as an art: The creative arts in counseling*. Alexandria, VA: American Counseling Association.

Hackney, H. L. & Cormier, S. (2013). *The professional counselor* (7th ed.). New York: Pearson.

Haley, J. (1986). *Uncommon therapy*. New York: W. W. Norton.

Humphrey, K. (2009). *Counseling strategies for loss and grief*. Alexandria, VA: ACA.

Ivey, A. E., Ivey M. B., & Zalaquett, C. P. (2012). *Essentials of intentional interviewing: Counseling in a multicultural world* (2nd ed.). Belmont, CA.: Cengage.

Jacobs, E. E. (1992). *Creative counseling techniques: An illustrated guide*. Odessa, FL: Psychological Assessment Resources, Inc.

Jacobs, E. E. (1994). *Impact therapy*. Odessa, FL: Psychological Assessment Resources, Inc.

Jacobs, E. E., Masson, R. L., Harvill, R. L., & Schimmel, C. J. (2012). *Group counseling: Strategies and skills* (7th ed.). Belmont, CA: Brooks/Cole.

James, R. K., & Gilliland, B. E. (2012). Crisis intervention strategies (7th ed.). Belmont, CA: Brooks/Cole.

Jewett, C. (1997). *Helping children cope with separation and loss*. Boston, MA: Harvard Common Press.

Kazantis, N. & L'Abate L. (2011). *Handbook of homework assignments in psychotherapy: Research, practice and prevention*. New York: Springer.

Kopp, R. R. (1995). *Metaphor therapy*. Bristol, PA: Brunner/Mazel

MacLean, P. D. (1990). *The triune brain in evolution: Role in paleocerebral functions*. New York: Plenum Press.

Maslow, A. (1968). *Toward a psychology of being* (rev. ed.). New York: Van Nostrand Reinhold.

Meichenbaum, D. (1985). *Stress inoculation training*. Pergamon, New York.

Meier, S. T. & Davis, S. R. (2011). *The elements of counseling*. Belmont, CA: Brooks/Cole.

Miller, W. R., 7 Rollnick, S. (2013). Motivational interviewing. New York: Guilford Press.

Minuchin, S. & Fishman, H. C. (1981). *Family therapy techniques*. Cambridge, MA: Harvard University Press.

Nickerson, T. & O'Laughlin, K. (1982). *Helping through action/actionoriented therapies*. Amherst, MA: Human Resource Development Press.

Nugent, F. A. (1994). *An introduction to the profession of counseling*. Columbus: Merrill Publishing Company.

O'Toole, H. (2012). *Impact therapy handout*. Personal communication.

Okun, B. F. (1992). *Effective helping*. Belmont, CA: Brooks/Cole.

Okun, B. F. , & Kantrowitz, R. E. (2008). *Effective helping*. (7th ed.). Belmont, CA: Brooks/Cole.

Omer, H. (1987). Therapeutic impact: a nonspecific major factor in directive psychotherapies. *Psychotherapy*, 24(1), 52-57.

Omer, H. (1990). Enhancing the impact of therapeutic interventions. *American Journal of Psychotherapy*, 44(2), 1-11.

Omer, H. (1992). Theroretical, empirical, and clinical foundations of the concept of "therapeutic impact." *Journal of Psychotherapy Integration*, 2, 193-206.

Omer, H. , Dar, R. , Wainberg, B. , & Grossbard, O. (1993). A process scale for impact-promoting activities. *Psychotherapy Research*, 4 (1), 34-42.

Passons, W. R. (1975). *Gestalt approaches in counseling*. New York: Holt, Rinehart, & Winston.

Payne, H. (2006). *Dance, movement therapy*. (2nd ed.). New York: Routledge.

Pennebaker, J. W. (1997). Writing about emotional experiences as a therapeutic process. *Psychological Science*, 8, 162-166.

Perls, F. (1969). *Gestalt therapy verbatim*. Moab, UT: Real People Press.

Polster, E. & Polster, M. (1973). *Gestalt therapy integrated*. New York: Brunner/Mazel.

Prochaska, J. O. & Norcross, J. C. (1994). *Changing for good: A revolutionary six-stage program*. New York: Avon.

Prochaska, J. O. , & Norcross, J. C. (2009). *Systems of psychotherapy: A transtheoretical analysis*. Belmont, CA: Cengage.

Rogers, C. (1961). *Client centered therapy*. Boston: Houghton Mifflin.

Shapiro, F. (2001). *Eye movement desensitization and reprocessing*. (2nd ed.). New York: Guilford Press.

Steiner, C. (1974). *Scripts people live: Transactional analysis of life scripts*. New York: Grove Press.

Stevens, J. O. (1971). *Awareness*. Lafayette, CA: Real People Press.

Swade, T., Bayne, R., & Horton, I. (2006). Touch me never?. *Therapy Today*, 17, 41-42.

Walen, S. R., DiGiuseppe, R., & Dryden, W. (1992). *A practitioner's guide to rational-emotive therapy*. New York: Oxford.

Widdowson, M. (2010). *Transactional analysis: 100 key points and techniques*. New York: Routledge.

Willison, B., & Masson, B. (1986). The role of touch in therapy: An adjunct to communication. *Journal of Counseling and Development*, 64, 497-500.

Worden, J. W. (2009). *Grief counseling and grief therapy: A handbook for the mental health practitioner*(4th ed.). New York: Springer.

Wubbolding, R. E. (2000). *Reality therapy for the 21st century*. Philadelphia: Taylor & Francis.

Wylie, M. S. & Simon, R. (2002). Discoveries from the black box. *Psychotherapy Networker*, 26-36.

Young, M. E. (2012). *Learning the art of helping*(5th ed.) New York: Merrill.